Pascal Rautureau

Mourir chez soi : anticiper l'impensable ?

Pascal Rautureau

Mourir chez soi : anticiper l'impensable ?

Éditions Vie

Impressum / Mentions légales
Bibliografische Information der Deutschen Nationalbibliothek: Die Deutsche Nationalbibliothek verzeichnet diese Publikation in der Deutschen Nationalbibliografie; detaillierte bibliografische Daten sind im Internet über http://dnb.d-nb.de abrufbar.

Information bibliographique publiée par la Deutsche Nationalbibliothek: La Deutsche Nationalbibliothek inscrit cette publication à la Deutsche Nationalbibliografie; des données bibliographiques détaillées sont disponibles sur internet à l'adresse http://dnb.d-nb.de.

Coverbild / Photo de couverture: www.ingimage.com

Verlag / Editeur:
Éditions Vie
ist ein Imprint der / est une marque déposée de
OmniScriptum GmbH & Co. KG
Bahnhofstraße 28, 66111 Saarbrücken, Deutschland / Allemagne
Email: info@omniscriptum.com

Herstellung: siehe letzte Seite /
Impression: voir la dernière page
ISBN: 978-3-330-72129-6

Remerciements :

A toute l'équipe du réseau NEPALE pour m'avoir autorisé à suivre le cursus de ce diplôme universitaire sur mon temps de travail. J'ai une pensée particulière pour Odile DAVID pour son soutien actif à la construction de ce travail. A ma famille, Valérie, Nathan et Clément qui ont supporté le peu de disponibilité que je pouvais leur offrir pendant sa rédaction.

Table des matières

Introduction

La prise en compte d'une personne en situation palliative atteinte d'une maladie grave la confronte à sa finitude. La pensée d'une mort à venir est forcément plus présente dans la conscience de la personne soignée, pour son entourage mais aussi pour les équipes qui interviennent à domicile. Pour pallier aux symptômes d'inconfort, pouvant survenir de jour comme de nuit, l'équipe du réseau de soins palliatifs NEPALE est sensibilisé à la nécessité de soulager rapidement les manifestations douloureuses par la mise en place de traitements anticipés. Ce dispositif, bien qu'il ait prouvé son efficacité quant à la diminution des hospitalisations aux urgences en urgence et qu'il favorise le décès à domicile des personnes qui le souhaitent, cette organisation n'est pas sans soulever à son insu, dans certaines situations, des angoisses pour le malade. Après avoir définit le cadre d'intervention du réseau NEPALE et exploré quelques définitions du dilemme, je tenterai de déployer la question : est-il éthique de confronter une personne, atteinte d'une maladie grave, à la réalité des conditions de sa finitude au nom du travail bien fait, dans le cadre d'une prise en charge palliative à domicile ?

1) Cadre d'intervention du réseau de soins palliatifs NEPALE

Le réseau NEPALE a pour objectif de renforcer la prise en charge médico-psycho-sociale des patients atteints d'une maladie grave et évolutive, dans une perspective de maintien à domicile en qualité et sécurité, et d'optimisation du parcours de santé. Le réseau est porté par une association loi 1901, dénommée NEPALE, qui a été créée en août 2002 et publiée au journal officiel le 14 septembre 2002. L'acronyme NEPALE signifie : Nord Essonne Palliatif Ensemble.
L'association NEPALE est reconnue association d'intérêt général et financé par l'Agence régional de Santé Ile de France.

a. Missions du réseau

- Coordination globale avec le patient et de son entourage de tous les acteurs de santé de ville et institutionnels ainsi que des travailleurs sociaux afin de garantir un parcours de santé efficient (maintien à domicile, anticipation des hospitalisations, préparation des sorties d'hospitalisations…)

- Expertise-conseil auprès des acteurs de santé, notamment des médecins généralistes : aide à la prescription médicale, aide au diagnostic, diffusion et « prise en main » de protocoles thérapeutiques, compagnonnage au lit du patient.
- Appui fonctionnel, soutien technique, logistique.
- Permanence téléphonique 24h /24 et 7 jours sur 7, ouverte à tous (tenue par les médecins et infirmiers du réseau NEPALE, formés aux soins Palliatifs et douleur).
- Facilitation de la continuité des soins tout au long du parcours du patient,
- Facilitation de l'accès aux USP (Unité de Soins Palliatifs) en respectant la graduation des soins.
- Formation dans le domaine des soins palliatifs, des soins de support et de la douleur à l'ensemble des acteurs du réseau.
- L'Equipe Mobile de Coordination et d'Expertise du réseau ne se substitue en aucun cas aux professionnels de proximité du patient. L'EMCE vient en appui à la coordination des soins portée par le médecin généraliste.

b. Fonctionnement

Le réseau NEPALE est constitué de l'ensemble des professionnels médicaux, sociaux et psychologiques, de la ville et de l'hôpital, réunit autour d'un patient. Cet ensemble est composé de l'Equipe Mobile de Coordination et d'expertise et de tous les autres professionnels du patient. Les services d'urgence sont inclus dans le réseau. L'EMCE est en lien avec eux et informe chaque semaine le SAMU, par fiche de liaison, des patients accompagnés par le réseau.

Le réseau est un concept qui répond, en phase palliative, à la nécessité de former une équipe, coordonnée, avec le patient et son entourage, à son domicile.

Médecins généralistes, spécialistes ou hospitaliers, Infirmiers, Psychologues, Kinésithérapeutes, ou tout autre professionnel de ville et d'institutions, assistantes sociales, etc. peuvent être amenés à participer au réseau dans le cadre d'une prise en charge.

Notre équipe peut intervenir en coopération avec les soignants du domicile et de l'hôpital référent du patient, dans tous les lieux de vie : domicile indépendant,

Etablissements d'Hébergement pour personnes âgées (EHPAD), les Maisons d'Accueil Spécialisées (MAS) ou encore les Foyers logements.

c. Population cible

Toutes les personnes, enfants ou adultes, résidant sur le territoire d'intervention du réseau NEPALE (Nord de l'Essonne – 89 communes soit 865 322 personnes en 2014) et présentant une maladie grave dont la prise en charge relève de soins palliatifs et qui souhaitent que cette prise en charge s'organise dans leur lieu de vie.

Sont concernés, tous les professionnels de santé et médico-sociaux intervenant auprès de ces mêmes personnes.

d. Critères d'inclusion

Géographiques : résider sur le territoire d'intervention du réseau.
Médicaux : être atteint d'une maladie grave, évolutive ou terminale.
Organisationnels : avoir l'accord de collaboration du médecin traitant du patient et le consentement de ce dernier ou de sa personne de confiance.

e. Moyens humains

L'équipe est constituée de neuf personnes : une directrice – psychologue à temps plein – trois médecins coordinateurs à temps partiel (1.2 ETP - équivalent temps plein -) – trois infirmiers coordinateurs à temps plein – une secrétaire médicale (0.8 ETP) – une secrétaire administrative (1 ETP)

2) L'exemple d'une prise en compte complexe : Mme Z. , une anticipation qui a permis un décès souhaité à domicile

Mme Z. est adressée au réseau NEPALE à la demande de l'équipe mobile de soins palliatifs (EMSP) du centre hospitalier de secteur. Elle est âgée de 50 ans, divorcée, deux enfants, une fille de 24 ans et un fils de 17 ans. Elle est suivie depuis Juillet 2014 pour un cancer pulmonaire avancé et poly-métastasé au niveau cérébral (cérébelleux), rénale, avec des adénopathies rétro-péritonéales et rétro-cave. Ni la chimiothérapie, ni la radiothérapie n'ont permis de stopper la progression tumorale pleurale. Une dernière tentative de traitement par inhibiteurs de la tyrosine kinase (Erlotinib, Tarceva®) en prise per-os est tentée depuis une quinzaine de jours, dans le but de stabiliser la progression de la maladie. Après plusieurs hospitalisations, pour des ponctions de liquide dans la plèvre, Mme Z. demande un retour au domicile de ses parents. Avec son accord et celui du son médecin traitant, nous la rencontrons au domicile de ses parents en présence de sa fille.

Sur le plan médical, Mme Z. est alitée mais elle peut se lever avec une aide. Elle présente des symptômes majeurs avec une asthénique marquée, une dyspnée au repos (sous oxygène), des douleurs abdominales avec nausées et vomissements induites par la chimiothérapie ciblée.

Sur le plan psychologique : Mme Z. nous dit spontanément qu'elle ne croit pas que cette dernière chimiothérapie puisse stabiliser la progression tumorale, mais qu'elle souhaite poursuivre, malgré tout, ce traitement. Elle dit qu'elle « *va mourir rapidement* », qu'elle « *craint de suffoquer, car sur le plan respiratoire elle est déjà très gênée pour respirer* » et qu'elle « *veut décéder au domicile de ses parents* ». Elle se dit très inquiète, se réveille la nuit désespérée « *car je suis encore là* » - dit vouloir souhaiter prendre « *une pilule et ne plus se réveiller* ». Sa fille valide les dires de sa mère avec émotion et demande à ses grands-parents de bien vouloir entendre le souhait de leur fille de vouloir décéder chez eux. Ceux-ci, tout en voulant répondre à sa demande, expriment leur crainte quant à l'idée du corps mort de leur fille à leur domicile et de la voir souffrir sans pouvoir la soulager.

Après avoir écouté et facilité la parole de chacun, nous leur proposons d'envisager plusieurs scénarii. **En premier**, le maintien à domicile avec la mise en place de traitements anticipés et de matériel disponibles au domicile pour pallier aux symptômes d'inconfort (gêne respiratoire, douleur, encombrement, anxiété, etc.). Ce dispositif sera mis en place en collaboration étroite avec le médecin traitant, les infirmiers libéraux et avec la possibilité d'appeler le soignant d'astreinte du réseau 24h/24 en cas de symptômes cliniques non soulagés pour leur fille mais aussi en cas de besoin pour son entourage (inquiétude, besoin de parler à un tiers, envisager un autre scénario, etc.). **Le deuxième scénario** proposé est celui qui consiste à anticiper une demande d'admission dans une unité de soins palliatifs, soit pour un répit familial, soit pour une aide au contrôle des symptômes ou bien pour la prise en charge de la fin de vie.

En accord avec la patiente et son entourage, nous proposons d'instaurer, le relais des traitements per-os par des injectables, puisqu'elle vomit ses médicaments et une pompe à Morphine. Ainsi, elle pourra s'auto-administrer un antalgique en cas de douleur non soulagée par le traitement de fond.

Les prescriptions anticipées suivantes sont réalisées : Après avis médical au réseau NEPALE ou médecin traitant

Si non soulagée :
- 1ère majoration de Morphine à 3mg/h - bolus 5 mg - intervalle 10mn
- 2ème majoration de Morphine à 4mg/h - bolus 7 mg - intervalle 10mn
- 3ème majoration de Morphine à 5mg/h - bolus 8 mg - intervalle 10mn

Si somnolence :
- diminution à 1.5mg/h - bolus 3mg - intervalle 10mn

En cas d'encombrement pulmonaire inconfortable :
- Diminution des apports à 500 mL /24h puis faire 20 mg de SCOBUREN® en IV à renouveler 60 min plus tard si soulagement insuffisant. Possible relai continu avec 60 mg dans 48cc /24h (diffuseur 2ml/h)

En cas de dyspnée avec sensation de "manque d'air" :
- faire un bolus de MORPHINE et faire 1 mg de MIDAZOLAM en IV à renouveler 10 mn plus tard si non soulagée. Majorer à 2 mg si 1mg est insuffisant.

En cas d'angoisse ou d'anxiété :
- faire 0.5 mg de MIDAZOLAM en IV, à renouveler 10 min plus tard si soulagement insuffisant. Possible relai continu avec 0.3 mg/h dans 48cc /24h (diffuseur 2ml/h). Si non soulagée, majorer à 0.5 mg/h.

En cas de symptômes d'occlusion :
- faire 120 mg de SOLUMEDROL® dans 50 ml de sérum phy, en IVL sur CIP.

Si troubles associés à des vomissements : suivre la prescription de SCOBUREN.
En cas de rétention d'urine : poser une sonde urinaire à demeure.

Quelques jours après notre visite, tous les professionnels, (médecin traitant, infirmiers libéraux et l'équipe du réseau) ont été sollicités de jour, comme de nuit, par la mère de Mme Z. sur des signes cliniques à soulager rapidement (dyspnée, douleur et confusion). Les prescriptions anticipées ont permis de répondre rapidement et efficacement à la douleur et à la dyspnée qui se sont majorées une nuit. L'infirmier libéral a été sollicité par le soignant d'astreinte du réseau suite à un appel à trois heures du matin de la mère de Mme Z. car elle était gênée pour respirer. L'administration de l'anti sécrétoire et de l'anxiolytique injectable prescrits à l'avance a permis de soulager rapidement la patiente et d'éviter un transfert à l'hôpital sans faire appel à une équipe d'urgence (SAMU ou pompiers). Les traitements antalgiques et anxiolytiques ont été ensuite réajustés, au jour le jour, conjointement entre le médecin coordinateur du réseau et le médecin traitant. En parallèle et sur la demande de sa mère, une admission en unité de soins palliatifs a été organisée pour le lundi mais le samedi précédent, Mme Z. est décédée au domicile de ses parents sans symptôme majeur.

Cette organisation et cette collaboration entre professionnels a permis de respecter le souhait de Mme Z. de décéder au domicile et de soutenir ses parents dans cette volonté malgré leur crainte. A postériori, ceux-ci ont remercié vivement tous les intervenants et ont exprimé leur reconnaissance quant à l'organisation et au soutien proposés. Si nous reprenons leur parole quelques jours après le décès de leur fille, « N*ous avons tout fait pour qu'elle soit le mieux possible, nous avons suivi ce qu'elle souhaitait et nous n'avons rien à nous reprocher* ». Cet exemple peut nous conforter dans l'idée d'un travail bien fait, anticipé, en lien avec les professionnels de santé et l'entourage de la patiente.

3) L'exemple d'une prise en compte complexe : M.B., une anticipation nécessaire mais qui angoisse

Mr B. est adressé au réseau NEPALE par son oncologue, sur les conseils de l'équipe mobile de soins palliatifs hospitalière (EMSP), pour un suivi à domicile dans le cadre d'une maladie grave récente (deux mois) en évolution malgré un traitement par chimiothérapie. Il a 68 ans, marié avec un fils unique de 25 ans au domicile. Retraité depuis quelques années, il travaillait comme chercheur au CNRS. Nous le rencontrons pour la première fois, à son domicile, après son accord téléphonique et celui de son médecin traitant, en qui il aurait perdu confiance, nous dit son oncologue. Sa pathologie est de mauvais pronostic : adénocarcinome pancréatique avec métastases hépatiques et carcinose péritonéale. Son oncologue lui a prescrit une chimiothérapie palliative par GEMCITABINE une fois par semaine en ambulatoire (HDJ) et Mr B. est demandeur de poursuivre une chimiothérapie pour stabiliser la progression de la maladie.

Lors de notre première visite - en présence de son épouse, son fils, son médecin traitant, l'équipe mobile de coordination (EMC) du réseau (médecin coordinateur et infirmier coordinateur) - les signes de la maladie sont visibles et gênants (syndrome œdémato-ascitique nécessitant une ponction régulière – la dernière ponction a retiré neuf litres d'ascite – asthénie franche et marquée, hoquet lié à une irritation du nerf phrénique, dénutrition sévère – il est nourrit par une sonde naso-gastrique, mal supportée avec des nausées en permanence – il dort peu et son sommeil est perturbé, la douleur est contrôlée avec un traitement opioïde). Il parle spontanément de « *son cancer du pancréas* » et il a fait des recherches quant à cette pathologie. Son épouse et son fils s'exprimeront très peu, mais l'inquiétude est palpable chez sa femme. Les propositions de soutien psychologique, tant pour lui que son entourage sont entendues mais non retenues dans un premier temps.
Nous lui proposons de relayer l'alimentation en sonde naso-gastrique par une alimentation parentérale (intraveineuse), après l'avis de son oncologue et une deuxième visite est programmée trois semaines plus tard avec son accord.

La deuxième visite se fait en présence des mêmes personnes à l'exception du médecin coordinateur qui sera différent.
Mr B. est satisfait de la nutrition parentérale, il est moins nauséeux et semble reprendre de l'appétit, mais les signes de la maladie se sont aggravées : majoration des œdèmes des membres inférieurs et de l'ascite abdominale. Il exprime sa confiance dans l'organisation actuelle des soins prodigués à son domicile, il souhaite rester chez lui le plus longtemps possible et poursuivre la chimiothérapie. Il aimerait éviter une hospitalisation via les urgences, mais en cas d'aggravation Mr B. souhaite être dirigé vers son hôpital de référence.
Pour répondre à cette demande, nous lui proposons de prévoir des traitements anticipés, disponibles au domicile pour pallier rapidement à un ou des symptômes en cas de nécessité, de jour, comme de nuit après un appel auprès de la permanence téléphonique du réseau NEPALE. Ce dispositif pourrait lui permettre d'éviter, si possible, un transfert aux urgences en urgence. Il acquiesce cette proposition en exprimant « *qu'il n'y avait pas pensé, que cela lui semble très opportun et que cette démarche a du sens pour lui* ».
Nous proposons donc au médecin traitant de rédiger les prescriptions anticipées suivantes :

« Après appel au médecin ou à la permanence téléphonique du réseau »

En cas de douleur : si la prise per-os n'est pas possible :

Injection de Chlorhydrate de Morphine Intraveineuse lente 5mg, à renouveler 10 minutes plus tard si non soulagé. Prendre un avis médical si non soulagé à la 1ère injection.

En cas d'encombrement pulmonaire avec une toux inefficace :

Diminuer les apports hydriques à 500ml /24 h. Injection de Scoburen® (20mg) en Intraveineuse lente 20mg, à renouveler 60 minutes plus tard si non soulagé. Prendre un avis médical si non soulagé à la 1ère injection.

Puis si besoin 60mg /24h en continu avec un diffuseur.

En cas d'angoisse :

Injection de Midazolam (5mg/ml) en Intraveineuse lente: 1 mg à renouveler 30 minutes plus tard si non soulagé. Prendre un avis médical si non soulagé à la 1ère injection.

En cas de dyspnée avec une sensation de « manque d'air » :

Injection de Chlorydrate de Morphine Intraveineuse lente 5mg, à renouveler 7 minutes/heures plus tard si non soulagé. Injection de Solumédrol® en Intraveineuse lente 40mg.

Si la dyspnée est associée à une angoisse majeure suivre la prescription Midazolam (5mg/ml). Prendre un avis médical si non soulagé à la 1 injection.

Si rétention d'urine aigüe : Pose de sonde urinaire.

Deux jours après notre visite et après le passage de son épouse à la pharmacie du centre hospitalier pour obtenir les ampoules de Midazolam rétrocédées - nécessaires à l'obtention d'une anxiolyse ou d'une sédation - Mr B. est débordé par des angoisses majeures. Il restera très angoissé et décèdera à l'hôpital suite à une aggravation de son état de santé et le refus de son épouse d'envisager un décès à domicile.

La question évoquée par l'équipe du réseau : Est-ce que l'évocation des prescriptions anticipées, pourtant nécessaires compte tenu de ses souhaits et des symptômes déjà présents, aurait provoqué une angoisse majeure en confrontant M.B. à la réalité des conditions de sa finitude ?

4) La problématique

Pour répondre aux besoins des citoyens quant à leurs souhaits de finir leurs derniers moments à leur domicile, le législateur a inscrit dans la loi depuis 2002, les réseaux de soins palliatifs. Ils constituent l'un des principaux dispositifs de coordination des acteurs (sanitaire, médico-social et social) intervenant dans le parcours des patients. « *Sur un plan général, les réseaux de soins palliatifs permettent d'une part, le respect du désir des patients en ce qui concerne le choix du lieu de vie, du lieu de soin et d'autre part, d'optimiser le fonctionnement du système de santé en développant des complémentarités* ».[1]

Les objectifs généraux des réseaux des soins palliatifs ont été réactualisés en 2008 avec la circulaire N°DHOS-O2-O3-CNAMTS-2008-100 du 25 mars 2008 relative au référentiel national d'organisation des réseaux de santé en soins palliatifs[2] :

« *Le réseau de santé permet ou facilite l'accès aux soins de toute personne dont l'état requiert des soins palliatifs. A ce titre, les réseaux de soins palliatifs ont pour objectif global de permettre à la personne en situation palliative de bénéficier de soins de qualité en particulier pour soulager la douleur physique et psychique,* ***sur le lieu de vie de son choix****. Le réseau doit faciliter la continuité du suivi de la personne sur l'ensemble du parcours de prise en charge et particulièrement à la sortie de l'hôpital, à domicile (ou dans des structures médico-sociales) ou en cas de réhospitalisation, tout en garantissant au malade le respect de ses droits fondamentaux* ».

Le réseau NEPALE propose donc aux personnes qui le souhaitent, d'organiser en lien avec les professionnels de santé de proximité, leur maintien à domicile et si possible jusqu'au terme de leur vie, dans un parcours de soins adapté à leur besoins. Les unités de soins palliatifs, avec lesquelles nous sommes très en lien – il en existe cinq sur le département de l'Essonne (91) et trois autres géographiquement proches dans les départements voisins – acceptent généralement nos demandes d'admissions d'un patient en fin de vie ou pour un répit familial dans les 24 - 48 h. Les services de référence peuvent être également sollicités s'ils sont pourvus de lits identifiés de

---

[1] Circulaire DHOS/O 2/DGS/SD 5 D n° 2002-98 du 19 février 2002 relative à l'organisation des soins palliatifs et de l'accompagnement, en application de la loi n° 99-477 du 9 juin 1999, visant à garantir le droit à l'accès aux soins palliatifs http://www.sante.gouv.fr/fichiers/bo/2002/02-12/a0121073.htm

[2] http://www.sante.gouv.fr/IMG/pdf/circulaire_100_250308.pdf

soins palliatifs[3] avec du personnel formé ou si le patient n'envisage aucune autre possibilité de repli[4].

Pour assurer et garantir une vie confortable, sur le plan somatique et psychique, au malade qui vit chez lui, le recours à des prescriptions médicamenteuses anticipées est bien souvent nécessaire, pour éviter l'intervention d'une équipe d'urgence (SAMU, pompiers, SOS Médecins) peu ou pas formée à la démarche palliative. Dans notre pratique, l'appel à un service d'urgence contribue fréquemment au transfert du malade aux urgences de l'hôpital de secteur même si la personne malade n'y est pas suivie. De longues heures dans une salle d'attente aux urgences sont vites insupportables et qui plus est pour celui qui est dans une phase avancée de sa maladie. Dans cette situation, tant le patient que les équipes d'urgences interrogent le sens d'une telle organisation qui pourrait favoriser une mort dans des conditions indignes, ou pour le moins douloureuse physiquement ou psychiquement, sur un brancard dans un couloir des urgences.

Pour pallier à ces situations de non-sens, et/ou d'inefficacité, notre équipe a mis en place un genre « de chariot d'urgence », que nous nommons « kit d'anticipation », adapté et disponible au domicile pour les infirmières libérales. Celui-ci leur permet, sur avis du médecin traitant ou de l'équipe mobile de coordination – joignable 24h/24 - 7j/7 – d'administrer par voie parentérale des traitements à visée symptomatique afin d'obtenir un soulagement réel et rapide. Du matériel médical de perfusion, de sondage urinaire, des médicaments injectables et leurs prescriptions sont disponibles chez le malade afin d'optimiser le délai de soulagement et ainsi éviter, dans le meilleur des cas, un appel aux services d'urgence. Pour Mme Z. et dans la plus part des cas, ce dispositif s'avère plutôt efficace et bien perçu, tant par les professionnels que l'entourage.

Mais dans la situation de M.B. cette organisation qui consiste à anticiper les symptômes éventuels « au cas où ! », semble avoir produit et déclenché, la peur d'une

---

[3] **Les lits identifiés de soins palliatifs** sont situés en dehors des unités de soins palliatifs. Ils représentent, au sein des services ayant une activité en soins palliatifs importante, une organisation qui doit permettre d'optimiser la réponse à une demande spécifique et croissante.
(Circulaire DHOS/O 2/DGS/SD 5 D n° 2002-98 du 19 février 2002)
http://www.sante.gouv.fr/fichiers/bo/2002/02-12/a0121073.htm

[4] **Lit de repli** : Ce principe vise, lors de l'inclusion d'un patient dans le réseau, à demander aux équipes hospitalières de s'engager à l'accueillir si tel est son désir ou si un symptôme majeur et difficilement gérable au domicile survient ou encore si l'entourage est en difficulté, bien évidemment en fonction de la disponibilité des lits.

mort à venir, qui, si non, n'aurait peut-être surgie qu'au décours d'une aggravation de son état général.

La probabilité de ces symptômes et les missions des réseaux de soins palliatifs (arrêt des hospitalisations évitables, réduction des hospitalisations en urgence aux urgences…) légitiment-elles de risquer le déclenchement de telles angoisses ?

Contrairement aux structures hospitalières, à domicile, il n'y a pas de chariot d'urgences dans le couloir, il n'y a pas de soignants disponibles immédiatement, mais il y a un entourage toujours présent, indispensable à la prise en charge qu'il faut soutenir, médicalement, socialement et psychologiquement. Il n'y a pas, au domicile, que la prise en charge du patient, il y a aussi celle de son entourage à soutenir sur le plan psychique. L'équipe mobile de coordination du réseau s'interroge encore aujourd'hui quant aux choix des anticipations – continuer le « sur-mesure » et le « à la demande » ou bien envisager les prescriptions anticipées de façon systématique en optant, au nom de l'efficacité, pour l'idée qu'elles puissent être banalisées.

a. **Le dilemme est donc** :

Peut-on faire notre travail, qui requiert d'anticiper les symptômes pour pouvoir les prendre en compte à domicile, sans transfert à l'hôpital inutile, sans nuire au patient et à son entourage par le dévoilement d'un avenir tragique qui d'incertain deviendrait réel ?

b. **Le conflit d'interprétation :**

D'un côté, l'éthique du travail bien fait en accord avec les missions et les valeurs du réseau NEPALE et **de l'autre côté** l'éthique de la vie bonne : « bien faite » – même atteint d'une maladie grave - épargnée de souffrance. **Au centre, le conflit éthique** : Est-il éthique de confronter une personne, atteinte d'une maladie grave, à la réalité des conditions de sa finitude au nom du travail bien fait, dans le cadre d'une prise en charge palliative à domicile ?

« *Mal nommer les choses, c'est ajouter au malheur du monde* » nous disait Albert CAMUS.

Il m'apparait donc nécessaire d'expliquer les termes du conflit éthique pour mieux en comprendre le sens et les enjeux. Ainsi je vous propose de commencer par leurs étymologies et ensuite d'en approfondir le sens des mots suivants : L'éthique, le travail, le bon-bien, la maladie, la vie, la finitude, et la mort en m'aidant de différentes sources.

5) Les Définitions

a. L'éthique

Etymologie : Du grec ancien *êthikós*, qui concerne « les principes de la morale ». Le grec possède également *éthos* : « sciences des mœurs[5], coutume, habitude, usage », qui s'oppose à ce qui est par nature. Aristote opère un lien entre les deux termes : le caractère *ẽthos* devient le résultat de l'habitude *éthos*[6].

L'éthique est une partie de la philosophie qui étudie les fondements de la morale, du latin *moralis* « relatif aux mœurs ». L'éthique, c'est l'ensemble de règles de conduite[7].

La morale en philosophie est la théorie du bien et du mal fixant par des énoncés normatifs les fins de l'action humaine. Elle désigne toujours les mœurs, et, plus précisément, un ensemble de préceptes préconstitués. On doit d'ailleurs parler de morale**s**, car il y a autant de morales que de sociétés ou même d'époques. Les termes de morale et d'éthique désignaient grossièrement la même chose : tous deux dérivent du mot "mors", qui signifie les mœurs, la manière de vivre de façon réglée. La seule différence entre eux, c'était que le terme d'éthique était grec, et que le terme de morale était latin. Ce n'est que par la suite, et surtout aujourd'hui, qu'ils se sont scindés en deux significations différentes[8].

En médecine, l'éthique est l'ensemble de règles morales qui s'imposent aux différentes activités des médecins. **Synonyme** : déontologie médicale[9].

Le traité d'ARISTOTE « *Ethique à Nicomaque*[10] » est une référence antique qui contient le dernier état de sa pensée morale, qui fait du bonheur la fin suprême de

---

[5] Le Robert – dictionnaire étymologique du français 2009

[6] Dictionnaire de philosophie – Dicophilo [en ligne], consulté le 11 novembre 2015 - http://dicophilo.fr/definition/ethique/

[7] Le grand Larousse encyclopédique 2007

[8] La distinction morale et éthique- Philocours [en ligne] www.philocours.com/cours/cours-moralekant.html#I – consulté le 15/10/2015

[9] Le grand Larousse encyclopédique 2007

l'activité humaine. Il y expose aussi sa conception des vertus, juste milieu entre les extrêmes, en distinguant les vertus intellectuelles (comme la prudence) et les vertus morales (force, tempérance, justice)[11].

Le philosophe contemporain, Paul RICOEUR[12] (1913-2005), quant à lui, propose de mettre au jour dans un essai, l'intention éthique : « *qui précède, dans l'ordre du fondement, la notion de loi morale, au sens formel d'obligation requérant du sujet une obéissance motivée par le pur respect de la loi elle-même* ». S'il parle d'intention éthique plutôt que d'éthique, c'est « *pour souligner le caractère de projet de l'éthique et le dynamisme qui sous-tend ce dernier* ». Il propose donc de distinguer entre éthique et morale, de réserver le terme d'éthique pour tout le questionnement qui précède l'introduction de l'idée de loi morale et de désigner par morale tout ce qui, dans l'ordre du bien et du mal, se rapporte à des lois, des normes, des impératifs. Il met à la base de sa réflexion un triangle de base constitué d'un pôle-je, un pôle-tu, un pôle-ils (neutre) qui, pris ensemble, constituent le triangle de base de l'éthique. C'est à l'interaction de ces trois pôles qu'il « *se réserve le titre d'intention éthique. Le troisième pôle prépare l'entrée en scène de l'idée de loi, qui nous fera passer de l'éthique à la morale* ».

b. **Le travail**

Etymologie : "travail " est dérivé du bas latin "tripalium", hérité du latin "tripaliare" signifiant "contraindre". Ce "tripalium", qui est un instrument de contrainte, voire de torture, laisse ainsi entendre le "travail" comme étant effectué de force, à l'instar de l'activité de l'esclave. Le "tripalium" est aussi un "dispositif servant à immobiliser les grands animaux " pour le ferrage ou pour les soins. Travailler au XII siècle : « tourmenter – souffrir » et au début du XVI siècle « se donner de la peine pour… » [13].

Si le français utilise travail pour l'activité et son résultat, plusieurs autres langues possèdent des termes différents pour les deux. Le latin distingue *opus*, le travail effectué, de *opera,* l'activité en cours, eux-mêmes séparés de *labor*, travaux serviles, dangereux ou douloureux (champs, service militaire, accouchement. Le grec parle lui

---

[10] Aristote (384-322 av.J.C) – Ethique à Nicomaque, (trad.fr.J.Tricot, Vrin, 1990)
[11] Le grand Larousse encyclopédique - 2007
[12] Paul RICŒUR, « ÉTHIQUE », Encyclopædia Universalis [en ligne], consulté le 10 novembre 2015. URL : http://www.universalis.fr/encyclopedie/ethique/
[13] Le Robert – dictionnaire étymologique du français 2009

de *poiesis* pour l'activité de production (extérieure) et d'*ergon* pour l'œuvre produite[14].

En philosophie le travail est considéré comme une activité de transformation de la nature, propre aux hommes, qui les met en relation et qui est productrice de valeur[15]. Pour cette discipline c'est le travail comme activité qui intéresse[16]. Pour les philosophes, le travail est d'abord ce par quoi l'homme transforme ce qui l'entoure pour satisfaire ses besoins. La notion s'écarte donc très vite du sens courant. Travailler, c'est agir sur le réel pour le modifier. Hegel dit même que le travail est « *une activité qui permet à l'homme de se révéler à lui-même* » et Hannah ARENDT dans « *Condition de l'homme moderne* », distingue trois activités humaines fondamentales : le travail, l'œuvre (les œuvres d'art, les institutions, les idées etc.) et l'action (politique essentiellement).

Le philosophe, Marc LE NY [17] lors de l'émission - Les nouveaux chemins de la connaissance, sur France Culture - fait la différence sur la vision du travail chez les anciens et les modernes « *Pour les anciens dans la Grèce antique, le travail est une servitude naturelle, une activité pénible et contrainte, alors que pour les modernes, le travail est une activité proprement humaine, considérée comme une valeur qui participe à la réalisation de l'homme, de se révéler à lui-même. Dès lors le travail est l'activité libre par excellence et elle est à la source de la culture et de l'humanité* ».

c. **Le bon, le bien**

Etymologie : bon, origine latine, *bonus, bene, bellus.* ***Bonus,*** dans ses représentations populaires donne : *bonnement, bonté, bonhomme, boniment* et plus savantes *: aliquid boni* « quelque chose de bon » *et bonifier.* ***Bene,*** dans ses représentations populaires devient *bien* et *bien-* pour devenir *bien-aimé, bienheureux, bienveillant* et dans ses formes plus savantes emprunté au latin deviendra *: bénédiction, bénéfice ou bénin, bénigne.* Et ***Bellus (****bellitas* en latin vulgaire) apporte la notion de *beauté* et pour les mots savants, ils expriment l'idée de *beau : bellement, embellir, belâtre,* mais aussi *beau-père et belle-mère.*

---

[14] Dictionnaire de philosophie – Dicophilo [en ligne], consulté le 10 novembre 2015 - http://dicophilo.fr/definition/travail/

[15] Le grand Larousse encyclopédique - 2007

[16] Dictionnaire de philosophie – Dicophilo [en ligne], consulté le 10 novembre 2015 - http://dicophilo.fr/definition/travail/

[17] Marc LE NY – professeur agrégé de philosophie – docteur en philosophie - Les nouveaux chemins de la connaissance – France culture le 11 juin 2013 à 10:00

L'adverbe, **bien,** définit une manière convenable, avantageuse, agréable, satisfaisante[18].

L'académie française dans sa 9ème édition de 1992, fait la distinction du **bon** en parlant des choses et le **bon** en parlant des personnes. Bon est associé à satisfaisant, agréable, profitable. Ce qui est bon, c'est ce qui est conforme à sa nature, à sa destination ; qui convient bien à son usage, qui remplit bien sa fonction, est bien adapté au but recherché. Satisfaisant, agréable, profitable. **En parlant de choses,** ce qui est bon est ce qui est de qualité par rapport à certains modèles, à certains principes, à certaines valeurs ; qui fait l'objet d'un jugement favorable. Ce qui est conforme aux règles, correct. **En parlant des personnes**, celle qui est bon(ne), est celle qui a les qualités requises pour l'accomplissement d'un métier, d'une tâche, d'une fonction. Celle qui se distingue, qui excelle dans sa profession, dans ses activités, etc[19].

La définition philosophique du Bien dans le dictionnaire de l'académie française[20] se définit comme ce qui est désirable, souhaitable, ce que l'on prend pour fin. Le Bien, est ce qui est perfection en soi et bonheur pour celui qui le possède. *Le Vrai, le Beau, le Bien. Le souverain Bien. Par-delà le Bien et le Mal.* Mais aussi ce qui est conforme à la morale individuelle ou collective. *Discerner le bien du mal. Faire le bien, pratiquer la charité.* Un homme de bien est celui qui pratique la vertu en général. Le bien c'est encore ce qui contribue à la satisfaction, à l'intérêt, au bonheur. *Un conseil qui lui a été donné pour son bien, dans son intérêt. Il ne gouverna que pour le bien de son peuple. Servir le bien public.* L'adverbe Bien est aussi entendu comme ce qui est utile, avantageux ; ce qui améliore, ce qui soulage. *Un petit mal pour un grand bien. Faire du bien à quelqu'un, lui procurer un soulagement. Ce traitement m'a fait beaucoup de bien. Cela fait plus de mal que de bien.*

En philosophie, BON est un terme laudatif (louange), il s'oppose à mauvais. Il est utilisé pour la morale (conforme au bien - qui manifeste de la bonté). Au sens général, "bon" s'applique à tout type de chose (personne, objet inanimé). Ce qui est bon est efficace, il remplit des attentes dans un domaine particulier. Un bon couteau coupe bien. Un bon soldat remplit bien son rôle de soldat. L'usage moral du mot est

---

[18] Le Robert – dictionnaire étymologique du français 2009
[19] Dictionnaire de l'Académie française : 9ème édition - 1992
[20] Dictionnaire de l'Académie française : 9ème édition - 1992

souvent marqué par la postposition de l'adjectif. Un professeur bon est moralement bon. Il n'est pas forcément un bon professeur[21].

Le philosophe Aristote (384-322 av.J.–C.), dans son ouvrage, *Ethique à Nicomaque*, se demande quel est pour l'homme **le bien suprême**, la fin absolue recherchée pour elle-même et non comme un moyen en vue d'une autre fin. Sa réponse est le bonheur (*eudaimonia*), dont la recherche rend l'homme supérieur à tous les autres êtres et qui consiste en l'exercice de la vertu, thème principal de l'ouvrage. Pour lui, la vertu n'est pas innée, elle s'acquiert par la sagesse pratique qu'est la prudence (*phronèsis*). Aristote distingue deux types de vertus : les vertus éthiques qui naissent de l'habitude et ont trait à l'action morale et les vertus dianoéthiques ou intellectuelles, qui découlent de l'intelligence et s'acquièrent par un enseignement[22].

Pour Monique Canto-Sperber[23], philosophe, directrice de l'Ecole normale supérieure, la **notion de bien** est ainsi enracinée dans la psychologie et dans l'action. «[... *La question de la moralité ne se poserait pas sans un être humain qui connaît, désire, est affecté. Dans la mesure où la réflexion morale, entendue comme philosophie pratique, porte essentiellement sur l'action humaine, la notion de bien devrait être considérée comme le concept clé de la philosophie morale. Elle maintient le lien entre la motivation et la moralité et rend possible de concevoir celle-ci comme une forme du désirable. Elle intègre de nombreux domaines de la vie humaine dans la compétence de la moralité et légitime la question : comment dois-je vivre ? D'où son importance en philosophie morale, même si aujourd'hui de nombreux courants philosophiques plaident pour substituer au bien comme première notion de la philosophie morale les notions de devoir (dans la tradition kantienne) ou de juste (dans les traditions contractualistes*[24]) ».

[21] Dictionnaire de philosophie – Dicophilo [en ligne], consulté le 10 novembre 2015 - http://dicophilo.fr/definition/bon/

[22] Le grand Larousse encyclopédique - 2007

[23] Monique CANTO-SPERBER, « BIEN, philosophie », Encyclopædia Universalis [en ligne], consulté le 11 novembre 2015. URL : http://www.universalis.fr/encyclopedie/bien-philosophie/

[24] **Contractualistes** : Théorie politique selon laquelle les individus doivent sortir de l'état de nature, abandonner leurs droits naturels, pour s'associer dans la liberté et l'égalité (versant démocratique chez Rousseau, Locke ou Kant, versant absolutiste chez Hobbes)

d. La maladie

Etymologie : Emprunté du latin *male habitus*, « je n'habite pas bien le monde » puis vers l'année 980 « qui est en mauvais état, malade ». *Habitus* est le participe passé de *habere* « être dans tel ou tel état ».

En latin malade se dit "*aeger*", *aegra, aegrum*, « celui qui est souffrant, affaibli ». Ce mot latin "*aeger*" a complètement disparu et sera supplanté par malade, au sens de male habitus vers 1150.[25]

Le mot Mal, vient du latin *malum,* « ce qui est contraire au bien, à la vertu ; ce qui est condamné par la morale ». C'est aussi dans un autre sens « Ce qui est susceptible de nuire, de faire souffrir [26]».

Pour les grecs, le mot Mal, se traduit *kakos (Caco)* désignant « tout ce qui n'est pas bien, mauvais » et par là, « désigne le mal ».

Aujourd'hui, la maladie se définit [Chez l'homme] comme une altération de l'état de santé se manifestant par un ensemble de signes et de symptômes perceptibles directement ou non, correspondant à des troubles généraux ou localisés, fonctionnels ou lésionnels, dus à des causes internes ou externes et comportant une évolution[27]. Le Petit Robert y ajoute la notion de gravité et de trouble psychique dans sa définition de la maladie : une altération organique ou fonctionnelle considérée dans son évolution, et comme une entité définissable.
(Chez l'homme) Maladie bénigne (indisposition, malaise). Maladie grave, incurable, inguérissable, mortelle. La maladie c'est aussi : « Ce qui apporte le trouble (dans les facultés morales, dans le comportement) »[28].

Pour le LAROUSSE, toute maladie se définit par une cause, des symptômes, des signes cliniques et paracliniques, une évolution, un pronostic et un traitement[29].

En philosophie : Dans la maladie, l'homme est mis à nu dans les deux sens du terme et les questions de pudeur, de dignité et d'objectivation sont des thèmes récurrents de questionnement des philosophes. La maladie est pour certain un accident de la vie et

---

[25] Dictionnaire Étymologique & historique de la langue Française. Larousse
[26] Le grand Larousse encyclopédique 2007
[27] Centre national de ressources textuelles et lexicales www.cnrtl.fr
[28] Dictionnaire LE ROBERT - Le Petit Robert 1985
[29] Le grand Larousse encyclopédique 2007

pour d'autres elle a des origines psychosomatiques. La maladie renvoi aussi à l'éventualité de la mort et devenir ainsi un lieu de la lutte contre elle. La formule de Spinoza, nous le rappelle : « *Un homme libre ne pense à aucune chose moins qu'à la mort, et sa sagesse est une méditation non de la mort, mais de la vie.* [30]»

Si René Leriche[31] écrit « *dans la maladie, ce qu'il y a de moins important, au fond, c'est l'homme* », Georges Canguilhem s'oppose, quant à lui à cette idée. Pour lui la maladie est pensable séparément de l'individu malade.

L'expérience de Fritz Zorn, décrite dans son ouvrage, *Mars*, affirme que son cancer est d'origine psychosomatique, son éducation étant mortifère, et affirme avoir été « *éduqué à mort* ». Zorn revendique la vie qu'il n'a pas vécue : bien que sa jeunesse ait été harmonieuse aux yeux de la bourgeoisie, il s'est complètement tenu hors de la vie.

Pour Emil CIORAN, « *la maladie est une activité, la plus intense qu'un homme puisse déployer, un mouvement frénétique et... stationnaire, la plus riche dépense d'énergie sans geste* ». Être miné, rongé par la maladie[32].

La maladie interroge donc autant le malade que les soignants : est-il possible que la maladie fasse sens pour le malade sans pour autant qu'il la vive de manière passive ? L'éthique médicale de Spinoza a aussi tenté d'y répondre.

e. **La vie**

Etymologie : du mot latin[33] *vita,* issu de *vivita* « la vie », d'où *vitalis* « qui concerne la vie » et *vitalitas* « principe de vie » ou bien de *victus* « moyen de vivre », « régime alimentaire » et *victualia* « aliments ».

En grec[34] on distingue deux sens pour exprimer la vie : la *zoé, zôon «* être vivant », *zôotês* « nature animale », *zôdion* « figure d'animal » et le *bios, biôtikos* qui « concerne la vie », *sumbioum* « le vivre ensemble » *et le sumbiosis «* la vie en commun, camaraderie *»*.

---

[30] Spinoza, Éthique, 4° partie, Proposition LXVII, trad. Ch. Appuhn, Garnier-Flammarion.
[31] René LERICHE – La chirurgie de la douleur , Paris, Masson, 1937
[32]Dictionnaires et Encyclopédies sur 'Academic' [en ligne] consulté le 10 novembre 2015 http://encyclopedie_universelle.fracademic.com/53363
[33] Le Robert – dictionnaire étymologique du français 2009
[34] Le Robert – dictionnaire étymologique du français 2009

Pour le LAROUSSE[35], la vie est l'ensemble des phénomènes (nutrition, assimilation, croissance, reproduction) communs aux êtres organisés et qui constituent leur mode d'activité propre, de la naissance à la mort.

L'académie française[36] quant à elle, y ajoute les fonctions de relation, propre à certains êtres : Activité spontanée propre aux êtres organisés, qui se manifeste chez tous par les fonctions de nutrition et de reproduction, auxquelles s'ajoutent chez certains êtres les fonctions de relation, et chez l'homme la raison et le libre arbitre.

La vie se dit particulièrement de certaines activités de l'homme. *La vie intellectuelle. La vie morale.* Et en termes de Dévotion, *La vie spirituelle, La vie de l'âme en Dieu* et se dit aussi de tout l'espace de temps qui s'écoule depuis la naissance jusqu'à la mort. *La durée moyenne de la vie. La fin de la vie.*

En philosophie : Si la biologie est la science du vivant, la philosophie, elle, s'interroge sur le sens de la vie. Cette question est une expression polysémique, elle a plusieurs sens. Le sens de la vie interroge le « de quoi s'agit-il », pour la physique, le « où va-t-elle ? » pour la téléologie, le « que signifie-t-elle ? » pour la sémiologie, le « que vaut-elle ? » pour l'axiologie et le « d'où vient-elle ? » pour l'ontologie. Dans le contexte grec antique, la vie bonne s'associe à l'idée de sagesse, d'excellence, de perfection morale et intellectuelle.

Les religions et la philosophie se sont penchées inlassablement sur ce questionnement et les réponses sont toutes aussi diverses. Ainsi, de nombreux courants de pensée sont issus de la question du sens de la vie.

Une autre forme du bien humain est **la vie bonne**. La notion de vie bonne figure aujourd'hui parmi les concepts les plus utilisés par les philosophes, et même par le grand public. Pour Monique CANTO-SPERBER, « *[...La « vie bonne » représente d'abord la vie heureuse, accomplie, réussie...]. [...La vie bonne est un mode d'être, une norme de l'humain, à prétentions objectives, définie à partir d'activités intrinsèquement bonnes, elle désigne le développement des talents ou encore des perfections. Bonheur et épanouissement humain renvoient à* ***deux catégories ontologiques*** *différentes. Dans le* ***premier cas****, il s'agit d'une attitude de l'esprit,* ***dans le second****, celui de l'épanouissement, d'un mode de vie. Le concept de vie bonne se définit par la possession, la poursuite ou l'exercice des biens (qu'il s'agisse de la*

[35] Le grand Larousse encyclopédique 2007

[36] Dictionnaire de l'Académie française : 8ème édition - 1932-1935

contemplation, de la richesse, de la sagesse ou de la vertu), tandis que le bonheur est défini par les états mentaux que procure la possession de ces biens[37]...]. »

Paul RICOEUR[38], formule quant à lui une **vision éthique** pour **vivre bien** dans son ouvrage « *Soi-même comme un autre* » : une visée pour moi, pour toi et pour nous : « *une visée de la vie bonne, avec et pour les autres, dans des institutions justes ».* Cela implique une relation avec soi-même par la visée d'une vie bonne, une relation avec les autres par la recherche de l'amitié et de la sollicitude et une relation avec les institutions par le sens de la justice et la recherche de l'égalité.

La vie a inspiré les philosophes. En voici quelques exemples :

Malraux : *Une vie ne vaut rien, mais rien ne vaut une vie.* (Les conquérants)

Mauriac : *Notre vie vaut ce qu'elle nous a coûté d'efforts* (Le jeune homme)

Delavigne : *Chaque pas dans la vie est un pas vers la mort* (Louis XI)

Goethe : *Une vie inutile est une mort anticipée* (Iphigénie en Tauride)

Sénèque : *Hâte-toi de bien vivre et songe que chaque jour est à lui seul une vie* (Lettre à Lucilius)

Rousseau : *L'homme qui a le plus vécu n'est pas celui qui a compté le plus d'années, mais celui qui a le plus senti la vie* (Emile)

Socrate : *Je crois qu'on ne peut mieux vivre qu'en cherchant à devenir meilleur, ni plus agréablement qu'en ayant la pleine conscience de son amélioration* (cité par Xénophon)

f. La finitude

Etymologie : Dérivé de fini, participe passé substantivé de finir avec peut-être une influence de l'anglais « finitude[39] ».
En philosophie : pour le grand Larousse[40] c'est le caractère de ce qui est fini, borné mais aussi le caractère de l'existence humaine, marquée par la conscience de la mort

[37] Monique CANTO-SPERBER, « BIEN, philosophie », Encyclopædia Universalis [en ligne], consulté le 29 novembre 2015. URL : http://www.universalis.fr/encyclopedie/bien-philosophie/
[38] Paul Ricoeur, *Soi-même comme un autre* (Seuil, 1990)
[39] Centre national de ressources textuelles et lexicales http://www.cnrtl.fr/definition/finitude
[40] Le grand Larousse encyclopédique 2007

inéluctable. Le Larousse en ligne ajoute que la finitude est un caractère de l'être humain, considéré comme ayant la mort en lui à chaque instant de sa vie. (La finitude, issue d'une problématique religieuse, a resurgi avec les philosophies existentielles de Heidegger et de Sartre notamment).

Marie de Hennezel[41], psychologue en unité de soins palliatifs, dans son ouvrage, *La mort intime*, nous rappelle *« Je sais que je mourrai un jour[...]. Ce savoir le plus profond, le plus intime est paradoxalement ce que j'ai en commun avec tous les autres humains. C'est pourquoi la mort d'autrui me touche. Elle me permet d'entrer au cœur de la seule et vraie question: quel sens a donc ma vie ?* ». Mais dans la vie, celle que je côtoie, celle qui est la mienne, sommes-nous si nombreux à regarder en face cette question de la finitude. Plus souvent, cette interrogation existentielle est occultée, mise au placard, comme si son évocation restait du domaine de l'impensable, « c'est pour les autres » et qu'il faut tenir à distance car elle effraie. Les fables de Jean de la Fontaine, comme *La Mort et le Malheureux*, *La Mort et le Bucheron ou La Mort et le Mourant*[42] » démontrent combien il semble difficile pour les Hommes de se faire à l'idée de finitude et quand bien même, si la souffrance est là. La Fontaine nous dit dans *La Mort et le Mourant* que parfois, les vieillards sont les plus attachés à la vie :

[...A des morts, il est vrai, glorieuses et belles,

Mais sûres cependant, et quelquefois cruelles.

J'ai beau te le crier ; mon zèle est indiscret :

Le plus semblable aux morts meurt le plus à regret.]

Version complète en Annexe 2

Il évoque également dans *La Mort et le Malheureux*[43] que celui-ci, bien que malheureux, préfère encore être impotent que de voir la mort en face :

[...Il a dit quelque part : Qu'on me rende impotent,

---

[41] Marie de Hennezel *La mort intime*, p.13
[42] La Fontaine : Livre Huitième : Fable 1 : "La Mort et le Mourant"
[43] La Fontaine : Livre 1 : Fable 15 : *La Mort et le Malheureux*

Cul-de-jatte, goutteux, manchot, pourvu qu'en somme

Je vive, c'est assez, je suis plus que content.

Ne viens jamais, ô Mort ; on t'en dit tout autant.]

Version complète en Annexe 3

Mais encore dans *La Mort et le Bucheron*[44], quand la mort lui dit que le trépas viendra « tout guérir », le bucheron lui réplique qu'il préfère souffrir que mourir.

[...Le trépas vient tout guérir ;
Mais ne bougeons d'où nous sommes :
Plutôt souffrir que mourir,
C'est la devise des hommes.]

Version complète en Annexe 4

g. La mort

Etymologie : du latin *mors, mortis*

La mort, pour Le Robert[45], c'est la cessation définitive de la vie, considérée comme un phénomène inhérent à la condition humaine ou animale.

En philosophie : Dans l'Antiquité, Platon définit la mort comme le terme d'une vie terrestre et l'accès à un monde idéal. « *Qu'est-ce, en effet, citoyens, que craindre la mort, sinon s'attribuer un savoir qu'on n'a point? N'est-ce pas s'imaginer que l'on sait ce que l'on ignore? Car, enfin, personne ne sait ce qu'est la mort, ni si elle n'est pas par hasard pour l'homme le plus grand des biens. Et pourtant on la craint, comme si on savait qu'elle est le plus grand des maux. Comment ne serait-ce pas là cette ignorance vraiment répréhensible qui consiste à croire que l'on sait ce qu'on ne sait pas.[ ] Si la mort est quelque chose de semblable, je dis qu'elle n'est pas un mal ; car la durée tout entière ne paraît plus ainsi qu'une seule nuit. Mais si la mort est un passage de ce séjour dans un autre, et si ce qu'on dit est véritable, que là est le rendez-vous de tous ceux qui ont vécu, quel plus grand bien peut-on imaginer, mes*

[44] La Fontaine : Livre 1 : Fable 16 : *La Mort et le Bucheron*
[45] Dictionnaire LE ROBERT - Le Petit Robert 1985

juges? [46]». Epicure a une approche plus matérialiste, il voit dans la mort une dissolution de l'âme et du corps. « *Familiarise toi avec l'idée que la mort n'est rien pour nous, car tout bien et tout mal résident dans la sensation : or, la mort est la privation complète de cette dernière [...]. Ainsi, celui des maux qui fait le plus frémir n'est rien pour nous, puisque tant que nous existons, la mort n'est pas, et que la mort est là où nous ne sommes plus*[47]. »

Pour Heidegger la mort est la forme même de la vie humaine et permet l'accès à l'authenticité : « *Cette fin que l'on désigne par la mort ne signifie pas, pour la réalité-humaine, être-à-ma-fin, être-finit ; elle désigne un être pour la fin, qui est l'être de cet existant. La mort est une manière d'être que la réalité-humaine assume, dès qu'elle est : Dès qu'un humain vient à la vie, déjà il est assez vieux pour mourir*[48]. » Quant à Hegel, la mort est la chose la plus redoutable pour l'homme. « *La mort, si nous voulons nommer ainsi cette irréalité, est la chose la plus redoutable [...]. Ce n'est pas cette vie qui recule d'horreur devant la mort et se préserve pure de la destruction, mais la vie qui porte la mort, et se maintient dans la mort même, qui est la vie de l'esprit* [49]». Alors que pour Spinoza, la mort n'est pas l'essentiel, mais elle peut nous aider à mieux vivre *: « L'homme libre ne pense à rien moins qu'à la mort, et sa sagesse est une méditation non de la mort, mais de la vie.*[50] ».

L'idée même de la mort implique donc nécessairement celle de la vie. On ne saurait être mort qu'à la condition d'avoir vécu. Le contraire d'être mort, c'est d'être vivant puisque l'on ne peut être à la fois vivant et mort. Notre société tente parfois un « entre-deux » en inventant le concept de « mourant », mais ne sommes-nous pas plutôt vivants jusqu'à la mort, soit vivant, soit mort ? Même avant de mourir, la personne concernée reste un être désirant et que nous devons considérer, nous aussi soignants, comme tel. Schopenhauer, voit même dans la mort « *le véritable génie inspirateur et le musagète (qui conduit les muses) de la philosophie* ». Sans la mort, point de religion, point de philosophie car qu'aurait été notre existence si nous avions reçu l'immortalité ? Cet aspect de l'existence est un des défis les plus difficiles que la vie nous propose et l'idée de notre disparition inéluctable n'a rien de réjouissant. La philosophie, comme les religions ne sont-elles pas des réponses existentielles, des

---

[46] Platon - *Apologie de Socrate* – 1965 , Garnier Flammarion
[47] Pierre-Marie Morel, Épicure, *Lettre à Ménécée*, 2009, Garnier Flammarion
[48] Martin Heidegger, *L'être et le temps*, Paris, Gallimard, 1972
[49] Hegel, *Phénoménologie de l'esprit*, Paris, Aubier-Montaigne, 1939, p. 29
[50] Spinoza, *Éthique* IV, proposition LXVII, p.285

thérapeutiques de l'angoisse, pour trouver réconfort et apaisement quant à notre finitude ?

Le philosophe qui n'a pas renoncé à l'idée de la sagesse se définit comme celui qui apprend à mourir "*Philosopher, c'est apprendre à mourir*" nous dit Montaigne. Pour le philosophe Didier Moulinier, « *apprendre à mourir ne signifie pas seulement apprendre à supporter l'idée de la mort, c'est apprendre aussi une "autre vie", c'est apprendre à penser, c'est apprendre à apprendre* ».

Face à l'impensable de la mort, il y aurait deux issues, **la première** consisterait à se convaincre qu'une autre vie existe après la mort, voire une vie plus authentique et **la deuxième** issue serait de comprendre qu'il n'y a aucun mal dans notre destinée mortelle et de « *rendre grâce à la nature de nous avoir épargné les affres d'une existence sans fin* », nous dit Patrick Dupouey dans l'introduction de son ouvrage sur la Mort[51]. Notre quotidien, si nous en sommes réceptifs, peut nous apprendre à appréhender l'angoisse de la mort en nous confrontant à de petites morts symboliques quand on éprouve nos limites par exemple lors d'une perte, d'une absence, d'un deuil, d'une maladie et qui nous font découvrir la finitude de notre être ou qui annoncent la mort à venir.

6) L'éthique du travail bien fait

a. Le travail au réseau de soins palliatifs NEPALE – de quoi est-il question ?

Pour argumenter ce qu'est « l'éthique du travail bien fait », j'ai souhaité partir d'emblée de ma place professionnelle actuelle. Je ne développerai donc pas le travail comme une servitude naturelle, une activité pénible et contrainte, en référence à la conception du travail chez les anciens dans la Grèce antique, comme décrite dans la définition du travail cité précédemment, puisque pour moi, l'activité spécifique d'infirmier coordinateur dans un réseau de soins palliatifs est voulue, choisie et en accord avec mes valeurs. A ce titre, nous devons entendre que ce travail est une activité « positive », comme le dit HEGEL[52], « une activité qui permet à l'homme de

[51] Patrick Dupouey, *La mort*, GF Flammarion, 2004
[52] Hegel, La Phénoménologie de l'Esprit (1807)

se révéler à lui-même ». Mais aussi comprise, comme l'évoque Hannah ARENDT[53] dans « *Condition de l'homme moderne* » où elle distingue trois activités humaines fondamentales : le travail, l'œuvre (les œuvres d'art, les institutions, les idées etc.) et l'action (politique essentiellement). La pratique des soins palliatifs serait plutôt dans ce cadre-là, envisagée comme une « œuvre », « une action », une démarche militante qui a pour ambition de transformer l'ancienne vision d'une médecine organique, anatomique et physiologique, comme l'entendait Bichat, Broussais ou Claude Bernard[54] par une médecine holistique, qui prend en compte la personne malade globalement dans son environnement[55] comme suggéré par Canguilhem. Ainsi, nous tentons de prendre soin de la personne atteinte de maladie grave, dans son milieu, avec son entourage, mais aussi des professionnels qui interviennent à ses côtés, en référence à la définition des soins palliatifs de la société française d'accompagnement et de soins palliatifs[56] : « *Les soins palliatifs sont des soins actifs délivrés* ***dans une approche globale*** *de la personne atteinte d'une maladie grave, évolutive ou terminale. L'objectif des soins palliatifs est de* ***soulager les douleurs physiques et les autres symptômes****, mais aussi de* ***prendre en compte la souffrance psychologique, sociale et spirituelle.*** *Les soins palliatifs et l'accompagnement sont interdisciplinaires. Ils s'adressent au malade en tant que personne, à sa famille et à ses proches, à domicile ou en institution. La formation et le soutien des soignants et des bénévoles font partie de cette démarche* ».

Nos interventions à domicile sont bien souvent complexes puisqu'elles peuvent aborder, dans le cadre de la maladie grave, les questions d'une vie qui va s'arrêter. Les enjeux de vie, les conflits, les silences, les non-dits ou les émotions sont en général exacerbés à ce moment-là de la vie. Ainsi, il nous parait essentiel de permettre un temps d'écoute et d'évaluation suffisants pour envisager, ensemble, un parcours de soin adapté aux besoins et aux attentes du malade et de son entourage.

---

[53] Hannah ARENDT, Condition de l'homme moderne (1958)

[54] « *En résumé, la distinction de la physiologie et de la pathologie n'a et ne peut avoir qu'une portée clinique. C'est la raison pour laquelle nous proposons, contrairement à toutes les habitudes médicales actuelles, qu'il est médicalement incorrect de parler d'organes malades, de tissus malades de cellules malades* » Georges CANGUHILEM – Le normal et le pathologique (1966) p150

[55] « *Tout concept empirique de maladie conserve un rapport au concept axiologique de la maladie. Ce n'est pas, par conséquent, une méthode objective qui fait qualifier de pathologique un phénomène biologique considéré.* ***C'est toujours la relation à l'individu malade, par l'intermédiaire de la clinique, qui justifie la qualification de pathologique*** » Georges CANGUHILEM – Le normal et le pathologique (1966) p156

[56] Société française d'accompagnement et de soins palliatifs - www.sfap.org

Nous prévoyons donc des visites d'une heure et demie en binôme pour avoir le temps nécessaire à l'élaboration d'un soutien médico-psycho-social. Pour croiser nos regards, comparer, confronter nos représentations et mettre en synergie nos compétences, les visites à domicile sont donc toujours assurées, en plus des professionnels de proximité, au minimum avec un médecin et un infirmier du réseau, voire en trinôme avec la psychologue quand la situation le nécessite. Cette « règle » permet aussi à l'équipe de faire un compte-rendu critique (débriefing) post-visite et ainsi proposer un plan personnalisé de santé discuté, critiqué et porté à plusieurs, chacun avec ses compétences spécifiques. Un staff hebdomadaire et un groupe de supervision mensuel permettent à l'équipe du réseau de reprendre les situations difficiles ou qui questionnent avec un psychanalyste extérieur.

Le réseau NEPALE sous-entend une logique de travail engagée, participative et responsable, fondée sur l'accompagnement de la personne malade, de son entourage et des professionnels de santé.

b. L'éthique au réseau de soins palliatifs NEPALE – de quoi parlons-nous ?

Pour évoquer l'éthique, vers laquelle l'association NEPALE tend au quotidien de se rapprocher, nous utiliserons la définition de l'éthique du grand Larousse encyclopédique : Partie de la philosophie qui étudie les fondements de la morale. La morale en philosophie est la théorie du bien et du mal fixant par des énoncés normatifs les fins de l'action humaine. L'éthique est l'ensemble de règles de conduite. L'Ethique médicale est l'ensemble de règles morales qui s'imposent aux différentes activités des médecins.
Ces règles de conduite sont transcrites sur le site internet de l'association, elles sont accessibles au grand public, comme aux professionnels[57].
En voici les valeurs :
L'éthique de l'association est en accord avec celle de la Société Française d'Accompagnement et de Soins Palliatifs, à laquelle le réseau est affilié.
Le Réseau NEPALE souscrit à la définition des soins palliatifs de la Société Française d'Accompagnement et de Soins Palliatifs et suit les recommandations de l'ANAES 2002 relatives aux modalités de prise en charge des personnes nécessitant des soins palliatifs qui affine la définition ainsi : « *Les soins palliatifs sont des soins*

[57] NEPALE : Les valeurs www.nepale.fr/nepale/valeurs

actifs, continus, évolutifs, coordonnés et pratiqués par une équipe pluridisciplinaire. Ils ont pour objectif, dans une approche globale et individualisée, de prévenir ou de soulager les symptômes physiques, dont la douleur, mais aussi les autres symptômes, ***d'anticiper les risques de complications*** *et de prendre en compte les besoins psychologiques, sociaux et spirituels, dans le respect de la dignité de la personne soignée. Les soins palliatifs cherchent à éviter les investigations et les traitements déraisonnables et se refusent à provoquer intentionnellement la mort.[...].Les soins palliatifs s'adressent aux personnes atteintes de maladies graves évolutives ou mettant en jeu le pronostic vital ou en phase avancée et terminale, ainsi qu'à leur famille et à leur proche ».*

La philosophie du réseau NEPALE s'entend en lien avec ses valeurs qui sont :

Au fondement de la santé publique : Approche globale de la personne dans son contexte de vie, égalité d'accès aux soins, qualité des services de santé (cohérence, compétences et continuité des soins)

Au fondement de la démarche de soins palliatifs : respect de la dignité de la personne vivante jusqu'au terme de sa vie, participation des personnes (patient et entourage) dans les choix qui les concernent, coopération pluri-professionnelle.

Au fondement de la dynamique de réseau : décloisonnement du système de santé notamment entre ville et hôpital, développement de nouvelles pratiques professionnelles et bénévoles dont : la reconnaissance des compétences spécifiques de chacun, le travail en coopération interprofessionnelle, le principe de non-subsidiarité.

Les membres de l'Equipe Mobile de Coordination du réseau NEPALE, experts en soins palliatifs et en prise en charge de la douleur, s'engagent à un questionnement éthique dans la démarche d'accompagnement.

Comme le dit Alain Cordier[58] *« Il n'y pas d'éthique collective possible sans ancrage dans une éthique de chaque personne. Il ne sert à rien d'imaginer un code de la route si chaque conducteur ne se l'approprie pas comme une exigence de conduite. »*

c. NEPALE, une organisation au service du travail bien fait ?

L'accompagnement d'une personne atteinte d'une maladie en phase palliative, potentiellement mortelle, requiert, comme le recommandait l'Agence nationale d'accréditation et d'évaluation en santé (ANAES) déjà en 2002, *« de prévenir ou de*

[58] Alain Cordier, né en 1954, vice-président du Comité consultatif national d'éthique - ancien directeur d'hôpitaux et un membre du Comité consultatif national d'éthique depuis mars 2008.

***soulager les symptômes** physiques, dont la douleur, mais aussi les autres symptômes, **d'anticiper les risques de complications** et de prendre en compte les besoins psychologiques, sociaux et spirituels* ».

Pour soulager, cela nécessite donc d'anticiper. Afin de permettre au patient de rester chez lui, l'équipe de coordination du réseau attache donc une priorité à la mise en place, si possible, de traitements et de matériels par anticipation des risques de complications. Mais qu'est-ce que anticiper ?

L'anticipation ou *prolepse*[59] est formée à partir du verbe grec *prolambanô* « prendre et porter en avant, avancer, prendre les devants, prendre en remontant à l'origine, reprendre dès l'origine, présumer, préjuger », et du terme grec *prolêpsis* qui est une figure de rhétorique par laquelle on va au-devant des objections de l'adversaire. C'est aussi une notion généralisée à priori, dans le système d'Épicure, une opinion qu'on se fait d'avance, une réponse anticipée à une objection. Anticiper, c'est faire, exécuter avant la date prévue ou fixée. C'est disposer quelque chose qui n'existe pas encore, entamer d'avance. C'est prévoir, supposer ce qui va arriver et y adapter sa conduite, nous dit le grand Larousse encyclopédique. **Anticiper,** c'est aussi une opération de l'esprit. C'est l'action de se représenter une chose future, considérée comme plus probable que le rêve.[60]

Pour le psychiatre Antoine Porot[61], l'anticipation n'est pas la simple tentative de prévision par laquelle nous cherchons souvent à deviner ce qui va advenir : elle comporte la préparation et déjà l'ébauche de l'action future, l'orientation par le sujet de son action présente pour diriger en sa faveur le cours ultérieur des événements.

Pour la clinique des soins palliatifs, l'anticipation est au centre de nos préoccupations. Si aucune anticipation sur le plan médical, psychologique et même social, n'est abordée, la probabilité d'une réponse du type action/réaction sera inévitable et peut-être délétère puisque non concertée en équipe, non réfléchie et prise dans la précipitation. La nécessité d'anticiper le traitement des symptômes, l'épuisement de l'entourage et des professionnels est une évidence pour les équipes de soins palliatifs et elle est renforcée à domicile par les délais d'interventions possibles. Ces symptômes pouvant survenir inopinément de jour comme de nuit, en

[59] Encyclopédie WIKIPEDIA – consultée en ligne le 13/11/2015 - https://fr.wikipedia.org/wiki/Prolepse
[60] Centre national de ressources textuelles et lexicales http://www.cnrtl.fr
[61] Centre national de ressources textuelles et lexicales http://www.cnrtl.fr

semaine ou un week-end ou en dehors des heures d'intervention du médecin traitant référent, nous avons mis en place une astreinte téléphonique 24h/24, 7 jours sur 7, pour pouvoir accueillir les inquiétudes, les questionnements du patient, de son entourage ou des professionnels de santé. Lors de ces astreintes téléphoniques, nous avons mis en évidence la nécessité d'une réponse médicale rapide et concrète aux symptômes somatiques ou psychiques (douleur, respiratoire, digestifs, urinaires, anxiété, angoisse, etc.).

Afin d'y pallier et ainsi éviter un transfert en urgence aux urgences, nous avons mis à la disposition des professionnels de santé du matériel de perfusion avec leurs traitements injectables nécessaires à un soulagement rapide de ces symptômes. Ce dispositif, comparable à une trousse d'urgence, un chariot d'urgence, que nous avons nommé « kit d'anticipation » a montré son efficacité dans l'étude quantitative[62] menée en 2012. Sur 70 kits déposés au domicile, 35 ont été utilisés. Quand ceux-ci sont employés avec leurs prescriptions anticipées, sans recours aux services d'urgence, le pourcentage de décès au domicile est plus important, 29 contre 12, que quand il n'y a pas eu de dépôt de « kit d'anticipation ». Ce dispositif est déclenché sur un appel au médecin traitant, s'il est joignable et/ou à l'équipe médicale de coordination après une évaluation des symptômes à distance en lien avec le professionnel de santé qui est sur place.

Nous pourrions donc dire que cette organisation « est bonne » puisqu'elle participe au maintien à domicile des personnes qui le souhaite, parfois jusqu'au terme de leur vie et qu'elle empêche des hospitalisations inutiles ou évitables, conformément aux recommandations de l'ANAES et à l'éthique de l'association. En 2014, sur les 358 personnes suivies par le réseau NEPALE, seulement 14% sont décédées dans l'hôpital (hors USP) et 3% dans un centre de cancérologie. Les autres sont restées à leur domicile jusqu'au terme de leur vie (58%) ou bien ont pu bénéficier de la qualité de la prise en charge dans une unité de soins palliatifs (30%)[63]. Le fonctionnement et l'organisation de la prise en compte des patients et de leurs entourages au sein du réseau NEPALE semblent respecter le choix du malade quant au choix de son lieu de vie, de son lieu de soin et d'autre part, elle optimise le fonctionnement du système de santé en développant des complémentarités. Elle garantit au malade le respect de ses

[62] Pascal Rautureau, *Urgence à domicile : expérience d'un réseau de soins palliatifs en milieu urbain,* La Revue de l'Infirmière, Elsevier –Masson, Vol 62 - N° 187P. 17-19 - janvier 2013
[63] NEPALE, rapport d'activité 2014

droits fondamentaux, son confort, le risque de souffrances inutiles et réduit probablement le coût des prestations des caisses de sécurité sociale.

Bien que cette action soit en conformité avec ce qui est « bien », qu'elle soit honnête, qu'elle porte secours à son prochain, tout simplement, est-elle une « action moralement bonne » ? Est-elle une action désintéressée et respectueuse des personnes comme l'entend Emmanuel KANT puisqu'elle sous-entend de pouvoir évoquer avec le malade l'anticipation d'une éventuelle aggravation de son état de santé et parfois des symptômes de fin de vie, ce qui peut générer des certaines angoisses ? Pour ce philosophe du siècle des Lumières, ce qui fait qu'une action est morale n'est pas son contenu mais sa forme : elle doit se présenter avec le caractère d'une obligation inconditionnelle. « *Agis comme si la maxime de ton action devait être érigée par ta volonté en loi universelle de la nature*[64] ». La morale de Kant renvoie à l'idée qu'il suffise qu'on applique une règle pour être moral. Cette règle est celle de l'universalité : « *puis-je universaliser la maxime (le principe) de mon action* ? » nous dit-il. Dans la situation de M. B, on peut se poser la question suivante : devait-on évoquer et déployer les anticipations pour soulager d'éventuels symptômes de fin de vie, même si le patient nous y a invités ? Je tenterai de le développer dans le paragraphe du conflit d'éthique.

7) L'éthique de la vie bonne : « bien vivre »

L'expression « vie bonne » est elle-même remarquable puisqu'elle est la traduction littérale d'une expression grecque *eu zein* le « bien-vivre ».
Nous l'avons relevé dans les définitions de « la vie », dans le contexte grec antique, la vie bonne s'associe à l'idée de sagesse, d'excellence, de perfection morale et intellectuelle, comme Socrate de l'incarner jusque dans les murs de sa prison au moment où Criton, son fidèle ami, vient lui annoncer que tout est prêt pour son évasion. Socrate lui fait remarquer que « *ce dont il faut faire le plus de cas, ce n'est pas de vivre, mais de vivre bien* [65]» c'est-à-dire de « *façon belle et juste* ».

[64] Emmanuel KANT : Fondements de la métaphysique des mœurs (1785)
[65] Apologie de Socrate – Criton 48b

a) Faire la différence entre « avoir une maladie » et « être malade »

La question du bien vivre en bonne santé ou malade, nécessite peut-être de distinguer de fait d'avoir une maladie et être malade.
« *Tout se passe comme si la maladie qui se fait sentir régulièrement par ses manifestions et ses contraintes thérapeutiques finissait par englober son porteur dans une identité de malade, selon la séquence : on « a », on « devient » et on « est »* »[66].
« **Avoir une maladie** » se rapporte à la possession de quelque chose. Il renvoit au discours médical et aux symptômes décrits : Il s'agit d'une entité définissable, qui est toujours envisagée comme une altération, un dérangement, une perturbation de cet état qu'est la santé. Avoir un cancer ne signifie pas la même chose qu'être cancéreux. Avoir s'emploie plus souvent quand il s'agit de maladie aigüe. Ce n'est pas nécessairement parce qu'on « a » une maladie chronique qu'on « est » malade. Alors qu' « **Etre malade** » se rapporte à l'identité. Etre malade se vit dans le rapport que le malade entretient avec le monde qui l'entoure et avec son corps souffrant. « *Etre malade, c'est vraiment pour l'homme vivre une autre vie, même au sens biologique du mot* » nous dit Canguilhem dans son ouvrage le Normal et le pathologique. La maladie, pour le malade, ne se réduit pas à une simple anomalie fonctionnelle, elle s'inscrit dans la totalité indivisible d'un comportement individuel. « *En résumé, la distinction de la physiologie et de la pathologie n'a et ne peut avoir qu'une portée clinique. C'est la raison pour laquelle nous proposons, contrairement à toutes les habitudes médicales actuelles, qu'il est médicalement incorrect de parler d'organes malades, de tissus malades, de cellules malades* [67]»

b) Un autre regard

Que la personne « soit » malade ou « a » une maladie, ne serait-ce pas dans le regard de son entourage et des soignants que la personne atteinte d'une maladie peut se sentir « digne » ou pas d'être ? Même handicapée, malade ou atteinte de trouble démentiel, chaque personne est ontologiquement digne. « *Les choses ont un prix mais l'homme, lui, a une dignité, laquelle est sans degré ni partie de sorte que tous les hommes sont dignes de la même dignité et cela serait vrai même si Dieu n'existait*

[66] Avoir (une maladie) ou être (malade) p. S401 Maria Grazia Albano, Phillipe Barrier et Jean François d'Ivernois Publié en ligne: 19 septembre 2011 - www .etp-journal.org
[67] Georges CANGUHILEM – Le normal et le pathologique (1966) p150

pas ».[68] Avec cette citation, KANT fait de l'homme le plus vulnérable, un homme aussi digne que le plus puissant des hommes.
Par notre attention et notre altruisme[69] [70], nous portons donc la responsabilité de ce regard vers celui qui est, à ce moment-là, vulnérable. Accompagner la personne atteinte d'une maladie grave en tant que sujet toujours désirant, vivant jusqu'au terme de sa vie, est certainement une piste à explorer pour la soutenir, avec son entourage, vers ce qu'elle a à vivre de mieux au moment où elle le souhaite et/ou le peut.
Etre atteint d'une maladie grave, même potentiellement mortelle, ne devrait donc ne pas priver la personne malade d'une vie relationnelle accomplie, de projets à concrétiser ou de recherche spirituelle, au sens étymologique du terme latin, *spiritus* « souffle », « souffle vital, âme » et de *spiritualis* « qui a l'esprit fin ». Les soignants peuvent-t-ils être un des vecteurs par lesquels « une vie bonne, un bien-vivre » pourrait se maintenir ? Marie DE HENNEZEL semble avoir été touchée par la mort de l'autre et tente d'explorer la question avec les malades du sens de la vie, même à l'approche de sa fin: « *Je sais que je mourrai un jour[...]. Ce savoir le plus profond, le plus intime est paradoxalement ce que j'ai en commun avec tous les autres humains. C'est pourquoi la mort d'autrui me touche. Elle me permet d'entrer au cœur de la seule et vraie question: quel sens a donc ma vie ?* [71]».

c) Vivre la fin de sa vie chez soi et « bien vivre »

A l'image de la chanson de Maxime PIOLOT[72], « Mourir chez soi, en écoutant la mer », 81 % des français souhaiteraient « passer leurs derniers instants chez eux » alors que seulement 25,5% des décès surviennent à domicile. Ces chiffres relevés par l'IFOP en 2010 et par l'Observatoire national de la fin de vie dans son rapport « Vivre la fin de sa vie chez soi » en 2013 montrent une dichotomie entre le souhait des français à vouloir rester chez eux et la réalité. L'enquête relève même « Parmi les 4093 personnes dont le **décès était « prévisible » (c'est-à-dire ni soudain ni tout à**

---

[68] Emmanuel KANT - Fondement de la métaphysique des mœurs - 1785
[69] **L'altruisme** : « Conduite de l'homme responsable qui pose comme but de l'activité morale l'intérêt de ses semblables. Ensemble des penchants bienveillants de l'individu » (Centre national de ressources textuelles et lexicales)
[70] **L'altérité** est un concept philosophique forgé par le philosophe français Emmanuel Levinas. Sa philosophie est une recherche sur la relation avec autrui. Altérité signifie « le caractère de ce qui est autre » ou la reconnaissance de l'autre dans sa différence, aussi bien culturelle que religieuse.
[71] Marie DE HENNEZEL – La mort intime - chez Robert Laffont, (1995) – p13
[72] Voir **annexe 1** : Maxime PIOLOT – chanteur français né à Toulon en 1949 de parents bretons

fait inattendu), 18.1% seulement sont décédées à domicile. Toutefois, 28 jours avant le décès, le domicile est le lieu de vie le plus fréquent : 44,2% des personnes y résident, alors que seules 30,2% sont hospitalisées »[73].

Les conclusions font ce constat accablant entre les souhaits des français et leur réalité quant au lieu de décès et en évoquent les raisons suivantes :

- *« Il faut toutefois garder à l'esprit que le souhait de « finir sa vie chez soi » n'implique pas forcément de « mourir chez soi »*
- *« La volonté de rester chez soi est en effet essentiellement liée au souhait de préserver ses habitudes et de pouvoir lutter contre le bouleversement que provoque la maladie lorsqu'elle progresse »*
- *« La préférence des patients concernant le lieu de leur fin de vie (que ce soit l'hôpital ou le domicile) peut changer au fur et à mesure de l'évolution de la maladie... »*
- *Seul un tiers des personnes qui vivaient à leur domicile un mois avant leur décès y meurt effectivement : seuls 12,3% des patients atteints de cancer restent à domicile sans être transférés (à un moment ou à un autre au cours du dernier mois) à l'hôpital. Une grande partie de ces transferts à l'hôpital sont destinés à traiter les épisodes aigus.*
- *L'étude conduite par l'Institut National des Etudes Démographiques (INED) apporte de nombreux éclairages, mais elle ne permet pas de savoir si les patients ont été hospitalisés via les services d'urgence, ni si le médecin généraliste a été impliqué dans la prise en charge à domicile.*

Les français ne semblent donc pas avoir « une bonne vie » à l'approche de leur mort si nous prenons en compte leurs aspirations premières et les chiffres de l'étude IFOP. A l'approche de leur finitude, ils sont transférés vers l'hôpital avec encore une illusion de guérison. Est-elle induite par l'idée d'une toute-puissance médicale qui pourrait tout guérir ou par le refus, pour le patient d'envisager l'impensable d'une mort inéluctable ?

Le rapport de l'ONFV suggère donc de mettre en place une politique nationale de développement des soins palliatifs à domicile et « *Financer le temps passé par les professionnels du domicile à « travailler ensemble » (visites conjointes à domicile, consultations en binôme...) et à « discuter à plusieurs » des situations complexes (staff hebdomadaires, participation aux réunions de concertation pluridisciplinaire...)* ». Des rémunérations spécifiques existaient pour financer le

[73] Rapport de l'Observatoire national de la fin de vie – Vivre la fin de sa vie chez soi - Mars 2013

temps supplémentaire passé par les professionnels libéraux mais elles ont été supprimées des budgets des réseaux de soins palliatifs.
De plus, ce rapport préconise même dans sa proposition n°4 de « *considérer l'hôpital comme une ressource* », ce qui est contraire aux souhaits des citoyens et fait des propositions pour les pouvoirs publics :

- « *Aider les professionnels du domicile à* ***anticiper les situations d'urgence*** *et favoriser l'admission directe des patients dans les services hospitaliers, afin d'éviter le passage par les services d'urgence* ». (ce dont s'emploie notre équipe avec la mise en place des « kits d'anticipation)
- « *Former les urgentistes du SAMU à la prise en charge de la fin de vie et développer des référentiels professionnels nationaux* ». (Ce dont s'emploie notre équipe avec la mise en place de fiches d'astreinte transmises à la régulation du SAMU pour les patients suivis par le réseau NEPALE)
- « *Amener les professionnels et les proches à considérer que le décès à l'hôpital n'est pas nécessairement un échec de la prise en charge à domicile* » (pour notre équipe, un décès dans une unité de soins palliatifs n'est pas un échec, contrairement à un décès aux urgences).

Les équipes de soins palliatifs du domicile (réseaux) sont très peu citées dans ce rapport alors qu'elles sont au cœur du dispositif avec à ce jour une expérience souvent supérieure à dix années. Il serait intéressant d'en étudier les raisons. Leur renforcement pourrait certainement contribuer à permettre de respecter le souhait des 81% des français quant à leur fin de vie à leur domicile, entouré des personnes et dans les lieux qui leurs sont chers. L'organisation de la cité (*la polis*[74]) est à ce jour défaillante en France car elle ne permet pas, ou très peu, aux citoyens de finir leurs derniers instants chez eux, entourés des personnes qui leur sont proches, comme ils le souhaitent.

d) Mais qu'est-ce qu'une « vie bonne » quand on est atteint d'une maladie grave et qui plus est, potentiellement mortelle ?

La bonne santé que l'on souhaite à ceux qui nous sont chers à chaque début d'année, démontre l'aspiration de nos concitoyens à une vie sans maladie et que celle-ci, en l'absence de pathologie, pourrait être associée à une « vie bonne », un bien-vivre.

[74] Le mot grec *polis* a donné le mot politique : dans la Grèce antique, les *politai* (citoyens) étaient les acteurs de la vie politique, qui vivent dans une communauté d'hommes libres et autonomes.

Même si l'homme vit sans se soucier au quotidien de sa finitude, il semblerait que la crainte d'être « frappé » par la maladie, ou de « tomber » malade soit inscrite dans nos consciences comme un traumatisme potentiel mettant à l'épreuve notre bien-vivre.

Le choc d'une annonce d'une maladie grave transforme la façon d'être avec ce corps (qui fait défaut[75]), avec l'autre (qui me regarde), avec les autres (pour qui je change de statut) et avec le monde qui l'entoure (malade = male habitus : je n'habite pas bien le monde).

Devenir « malade » semble pour certains, être un long processus de renonciation et parfois d'acceptation dans le meilleur des cas. Cependant, dans notre pratique quotidienne, rares sont les personnes qui accèdent à cette « sérénité, acceptation » décrite dans « *La mort intime* » de Marie de Hennezel[76]. « *Ceux qui vont mourir nous apprennent à vivre* », sous-titre même l'auteure. Doit-on attendre d'approcher la mort pour commencer à « bien-vivre » et s'interroger sur notre relation aux autres et au monde comme elle le souligne de cet ouvrage ? « *Les derniers moments de la vie d'un être aimé peuvent être l'occasion d'aller le plus loin possible avec cette personne. Au lieu de regarder en face la réalité de la proximité de la mort, on fait comme si elle n'allait pas venir. On ment à l'autre, on se ment à soi-même, et au lieu de se dire l'essentiel, au lieu d'échanger des paroles d'amour, de gratitude, de pardon, au lieu de s'appuyer les uns sur les autres pour traverser ce moment incomparable qu'est la mort d'un être aimé, en mettant en commun toute la sagesse, l'humour et l'amour dont l'être humain est capable pour affronter la mort, au lieu de cela, ce moment unique, essentiel de la vie, est entouré de silence et de solitude* ».

La question de la « vie bonne et du bien-vivre » n'est peut-être donc pas une énigme propre à celui qui est atteint de maladie (qui a une maladie). Tout homme recherche peut être à « bien vivre » et à s'interroger sur le sens de sa vie.

Bien vivre avec une maladie est même possible, comme nous le suggère, l'étude[77]. du Pr Steven Laureys publiée dans le British Medical Journal sur des personnes atteintes du locked-in syndrome. Ces personnes sont pourtant incapables de bouger, de parler, mais totalement conscientes. L'étude révèle que trois quarts d'entre elles ont une

---

[75] René LERICHE (1879 -1955) : chirurgien et physiologiste français, spécialiste de la douleur, de la chirurgie vasculaire et du tronc sympathique. « La santé est la vie dans le silence des organes. » (1937)

[76] Marie DE HENNEZEL – *La mort intime* - chez Robert Laffont, (1995)

[77] British Medical Journal (BMJ Open) Etude conduite par le professeur de neurologie Steven Laureys (université de Liège) en lien avec le CHU de Nîmes et l'association – publiée en février 2011 http://bmjopen.bmj.com/content/1/1/e000039.full

bonne qualité de vie et montre d'abord qu'en dépit d'un handicap très lourd, il est possible de vivre-bien avec cette pathologie.

En comparaison, une étude de l'Insee[78] en 2011 montre que les aspects de la qualité de la vie des français, comme la faiblesse des liens sociaux ou le stress de la vie quotidienne, jouent autant voire davantage qu'un mauvais état de santé.

La maladie n'empêche donc pas d'être digne et d'avoir une vie bonne. C'est Kant qui définit la notion de dignité dans *« Les fondements de la métaphysique des mœurs*[79] », et s'intéressant aux fins ultimes de l'humanité, il explique que la dignité réside dans le fait que la vie humaine a plus qu'une valeur ; qu'elle est sans prix. L'Homme est le porteur de la Raison et en ce sens il doit être respecté « *comme une fin en soi et non comme un moyen.* ». D'où la dignité ontologique de l'Homme. Dans le cadre de la maladie, ce qui est digne, c'est le fait de vivre.

Epictète souligne, « *qu'avec l'Homme l'univers devient conscient*[80] ». « *Grace à sa présence, à son esprit, à son intelligence, à sa puissance créatrice, poétique et spirituelle, il y a désormais quelqu'un pour contempler, observer, déchiffrer, comprendre, découvrir, aimer, chanter, louer, célébrer la création* », commente le philosophe Bertrand VERGELY[81]. Dans cette perspective, on dira que l'Homme a une dignité en se montrant digne de cette vocation. Et l'on reconnaîtra une dignité particulière à ceux qui la font vivre.

Dans les situations cliniques de Mme Z. et de M.B., il serait donc possible que la nature et la qualité de leurs liens sociaux aient participé aux conditions bonnes ou mauvaises de leur fin de vie, en tout cas dans leurs dernières semaines. Mourir à domicile, entouré des personnes qui nous sont proches serait-il plus digne que de mourir dans un couloir impersonnel d'un hôpital ? N'est-ce pas, l'attitude et le regard de celui qui accompagne, qui feront percevoir à la personne malade qu'elle reste digne, même à la fin de sa vie ? Il n'y a pas de mort digne, il n'y a que des personnes dignes.

---

[78] Enquête sur la qualité de la vie, Insee, 2011 www.insee.fr/fr/themes/document.asp?ref_id=ip1428#inter2

[79] Emmanuel KANT - Fondement de la métaphysique des mœurs - 1785

[80] Epictète, Arrien, *Les Entretiens*

[81] Bertrand VERGELY – philosophe – site [en ligne] *Plus digne la vie*, consulté le 27/11/15

8) Le conflit éthique :

Est-il éthique de confronter une personne, atteinte d'une maladie grave, à la réalité des conditions de sa finitude au nom du travail bien fait, dans le cadre d'une prise en charge palliative à domicile ?

a. Dans la situation de Mme Z., en quoi le travail a-t-il été bien fait ?

Mme Z. a émis le souhait de mourir chez ses parents, elle savait qu'elle allait mourir et elle le disait « *je n'en ai plus pour très longtemps, je vais mourir en suffocant* ». Elle imaginait une agonie terrifiante, tant pour elle-même, pour ses proches mais nous aussi, étions « accrochés » à cette fin de vie qui pouvait être bruyante et inconfortable. La force de sa narration, difficilement entendable pour tous - elle nous a fait imaginer le pire - ne nous a-t-elle pas contraints et « obligés » à mettre en place toutes les anticipations possibles et ainsi lui éviter le pire, ce qu'elle redoutait, c'est-à-dire de mourir en suffocant, sous le regard impuissant de sa famille ?
L'organisation (l'anticipation, une présence téléphonique 24h/24, etc.) et le soutien des professionnels auprès de cette famille ont permis à Mme Z., à son entourage et aux professionnels de s'adapter au jour le jour et parfois heure par heure, pour lui proposer la mise en place de thérapeutiques efficaces, grâce en partie à la réalisation des prescriptions anticipées, pour soulager sa souffrance physique, mais aussi psychique, tant la sienne que celle de sa famille.
L'équipe de coordination du réseau a eu le souci de l'autre, malade et de ses proches, mais aussi de leur qualité de vie. Ses actions efficientes, efficaces, respectueuses de chacun, en règle avec les valeurs et les procédures sociétales ont été au plus juste de la démarche éthique, me semble-t-il. Les remerciements directs de ses parents et les retours téléphoniques de chaque professionnel de santé, me font dire que, pour cette situation, le travail a été bien fait, dans une institution juste, pour reprendre le terme de RICOEUR.
Cependant cette organisation, cette règle, est-elle universalisable pour tous les patients, au sens où l'entend Emmanuel KANT ? : « *Puis-je universaliser la maxime (le principe) de mon action ?* », je ne pense pas, mais elle est peut-être à garder comme visée.

b. Dans la situation de Mme Z., qu'elle est l'éthique de la vie bonne ?

Nous l'avons vu dans les définitions, l'éthique, c'est l'ensemble de règles de conduite et nous pourrions y ajouter la *visée éthique* de RICOEUR dans l'exemple de Mme Z. A-t-elle eu une vie bonne, c'est-à-dire une vie heureuse, accomplie, réussie ? A-t-elle eu une vie bonne, avec les autres et pour les autres ? Nous ne pouvons répondre pour elle, bien entendu, mais dans ses dernières semaines de vie, il me semble que, malgré la crainte des conditions imaginaires de sa fin de vie au domicile de ses parents, elle a réussi à accomplir ses volontés, sans souffrance incontrôlable, entourée des personnes qui lui étaient chères. « *La vie bonne est un mode d'être, une norme de l'humain* », nous dit Monique CANTO-SPERBER dans les définitions de la vie ci-dessus. Pour son entourage, la question d'une vie bonne pour eux, est discutable, puisque que la fin de vie au domicile de Mme Z. leur a été en quelque sorte imposée. Avaient-ils le choix ? Certes ils pouvaient refuser cette demande angoissante pour eux, mais ce qu'ils ont construit, vécu, et réalisé, avant la confrontation à la maladie, n'a-t-il pas contribué à soutenir ce projet d'accompagnement et de choix du lieu de la fin de vie de Mme Z. ?
Dans cette situation, les gratifications de ses parents et les retours téléphoniques de chaque professionnel de santé, me font dire que, Mme Z. a peut-être eu une éthique qui ait contribuée à avoir une vie bonne, jusqu'au terme de sa vie.

c. Dans la situation de M.B., en quoi le travail a-t-il été bien fait ?

Pour M.B., les actions réalisées par l'équipe de coordination – les anticipations - n'ont pas eu l'effet escompté d'apaisement des symptômes. Voire, ont provoqué un effet inverse en majorant son angoisse par une prise de conscience massive de sa finitude proche qu'il mettait peut-être à distance jusqu'alors. Pourtant, dans son discours certainement intellectualisé, il a lancé des « perches » que nous avons interprétées comme s'il savait qu'il allait mourir. En fait il ne le pensait peut-être pas, il se savait mortel mais toujours dans cette impression que « ça n'arrive qu'aux autres » avec une mise à distance de sa propre mort, qu'il ne faut pas regarder en face. M.B., se comportait-il comme le malheureux dans la fable de La Fontaine qui préfère vivre malade et handicapé que de voir la mort venir ? Ou bien encore comme le bucheron, quand la mort lui dit que le trépas viendra « tout guérir », et qu'il lui réplique qu'il préfère souffrir que mourir ?

Dans cette situation, il me semble que l'accumulation des actions qui pouvaient signer une aggravation, voire une fin de vie à court terme, ait été mise en synergie. D'une part, l'arrivée d'une équipe de soins palliatifs à son domicile, d'autre part la réalisation, pourtant dans un deuxième temps, de prescriptions anticipées pour pallier aux symptômes d'inconfort possibles et encore la délivrance de l'anxiolytique - qui est la même molécule avec laquelle une sédation peut être réalisée – et qui plus est, a été renforcée par la surprise d'un médecin hospitalier–ont certainement renforcé une prise de conscience que la fin de vie pouvait être proche.
Pour l'accompagnement de M.B., pouvons-nous dire que le travail n'a pas été bien fait ? Aurait-il fallut ne rien anticiper, ne pas répondre à sa demande de pouvoir éviter une hospitalisation en urgence et laisser le risque de ne pas pouvoir sursoir à un symptôme douloureux ? Nous aurions peut-être pu être plus attentifs à ses mécanismes de défenses, à sa volonté de maitrise puissante qui semble s'être brisée avec l'accumulation des « annonces informelles » successives. Dans ce sens, le travail de notre équipe est perfectible. Anticiper, est une opération de l'esprit, c'est l'action de se représenter une chose future, considérée comme plus probable que le rêve. Cette définition n'est-elle pas à appliquer à la personne malade autant qu'aux soignants ?

d. Dans la situation de M.B., quelle est l'éthique de la vie bonne ?

M.B a-t-il eu une vie bonne ? Quelle était son éthique de vie ? Il semble difficile de pouvoir répondre à cette question avec certitude. Les faits nous montrent que sa manière d'exister dans la vie, passait par une volonté de maîtrise de son environnement et peut-être des personnes qui l'entouraient. Lors des deux visites à domicile, ni sa femme, ni son fils se sont exprimés quant à leurs souhaits, leurs craintes ou leurs ressentis. M.B était chercheur au CNRS et avançait dans la vie avec les bases scientifiques qu'il avait intégrées. La place de l'incertitude était pour lui plus un moyen de recherche pour en apporter une preuve formelle alors que dans notre clinique palliative, le doute et l'incertitude sont le terreau dans lequel nous y déposons nos questionnements. Nous ne savons rien du temps qu'il reste à vivre pour celui qui est malade, quand bien même la maladie est visible et symptomatique. L'important est de pouvoir permettre à l'autre de rester un sujet désirant jusqu'au terme de sa vie. Dans sa manière de lutter contre la finitude, M.B. a pu choisir de mettre l'idée de mort à distance pour pouvoir lutter contre cette maladie qui le rongeait. Craindre la mort, c'est s'attribuer un savoir que l'on n'a pas car personne ne sait ce qu'elle est et pourtant on la craint, comme si on savait qu'elle est le plus grand des maux, nous dit PLATON. M.B., aurait-il été plus serein à l'approche de sa fin de vie s'il avait pensé la mort comme une aide à mieux vivre, comme le propose SPINOZA[82] ? La confrontation à de petites morts symboliques n'a, semble-t-il pas, été suffisante pour qu'il apprenne à supporter l'idée de la mort et apprenne aussi une "autre vie", apprenne à penser, apprenne à apprendre, comme le propose Didier Moulinier. M.B., le scientifique, aurait peut-être eu à se rapprocher de la philosophie pour apprendre à mourir, si je reprends la formule de MONTAIGNE.

[82] Spinoza, Éthique IV, proposition LXVII.

Conclusion

Les deux situations cliniques exposées dans cet écrit nous montrent qu'il existe chez l'Homme une grande différence entre « se savoir mortel » et « savoir de quoi je vais mourir ». Cependant, même à l'approche de la mort, l'être défensif peut encore se réfugier dans une sorte de pensée irrationnelle et mettre ainsi à distance sa propre fin de vie sans pouvoir aborder avec ses proches les questions existentielles, c'est-à-dire, ce qui fait sens pour lui dans sa vie et comment parvenir à une vie bonne, accomplie et réussie. Malgré un travail « bien fait », le réseau NEPALE ne peut ni garantir et ni universaliser le principe de l'anticipation qu'il s'est employé à mettre en place pour prévenir et éviter des hospitalisations en urgence ou de permettre aux personnes malades qui le souhaitent de rester chez elles jusqu'au terme de leur vie, comme les enquêtes le démontrent pour 80% d'en elles. L'éthique ne protège donc pas des effets inattendus, propres au sujet malade dont je m'occupe. L'attention à l'autre et à soi est par contre une règle universelle que nous tentons de vivre au quotidien et de nous rappeler la maxime de KANT.

« *Agis donc de telle sorte que tu traites l'humanité, aussi bien dans ta personne que dans la personne de tout autre, toujours en même temps comme une fin, et jamais simplement comme un moyen*[83] ».

[83] Emmanuel KANT : Fondements de la métaphysique des mœurs (1785)

Annexe 1 : Mourir chez soi, en écoutant la mer

Paroles : Maxime PIOLOT – chanteur français né à Toulon en 1949 de parents bretons

Mourir chez soi, en écoutant la m(

Partir tout simplement
Comme on dirait bonsoir
Avec des yeux d'enfant
Qui attendent de voir

S'envoler dans la nuit
Pour la dernière escale
Retrouver ses amis
Au milieu des étoiles

Regarder en arrière
Et quitter le navire
Sans regret, sans colère
Entouré d'avenir

Une corne de brume
Nous rappelle un chagrin
L'horizon qui s'allume
Un amour qui revient

Mourir chez soi, en écoutant la mer

Souhaiter bonne chance
Aux nouveaux arrivants
Leur voyage commence
A chacun son printemps

On voudrait les aider
Si l'on va quelque part
A guider leur voilier
A travers le brouillard

Mourir chez soi, en écoutant la mer
Retrouver l'idéal
Les promesses oubliées
Où sont les cathédrales
Qui nous ont fait rêver ?

Abandonner la terre
En lui disant merci
Partir les yeux ouverts
En croyant à la vie

Annexe 2 : La Fontaine : Livre Huitième : Fable 1 : "La Mort et le Mourant

La Mort ne surprend point le sage ;
Il est toujours prêt à partir,
S'étant su lui-même avertir
Du temps où l'on se doit résoudre à ce passage.

Ce temps, hélas ! Embrasse tous les temps :
Qu'on le partage en jours, en heures, en moments,
Il n'en est point qu'il ne comprenne

Dans le fatal tribut ; tous sont de son domaine ;
Et le premier instant où les enfants des rois
Ouvrent les yeux à la lumière,
Est celui qui vient quelquefois
Fermer pour toujours leur paupière.

Défendez-vous par la grandeur,
Alléguez la beauté, la vertu, la jeunesse,
La mort ravit tout sans pudeur
Un jour le monde entier accroîtra sa richesse.

Il n'est rien de moins ignoré,
Et puisqu'il faut que je le die,
Rien où l'on soit moins préparé.

Un mourant qui comptait plus de cent ans de vie,
Se plaignait à la Mort que précipitamment
Elle le contraignait de partir tout à l'heure,
Sans qu'il eût fait son testament,
Sans l'avertir au moins. Est-il juste qu'on meure
Au pied levé ? dit-il : attendez quelque peu.
Ma femme ne veut pas que je parte sans elle ;
Il me reste à pourvoir un arrière-neveu ;
Souffrez qu'à mon logis j'ajoute encore une aile.

Que vous êtes pressante, ô Déesse cruelle !
- Vieillard, lui dit la mort, je ne t'ai point surpris ;

Ne te donna-t-on pas des avis quand la cause
Du marcher et du mouvement,
Quand les esprits, le sentiment,
Quand tout faillit en toi ? Plus de goût, plus d'ouïe :
Toute chose pour toi semble être évanouie :
Pour toi l'astre du jour prend des soins superflus :
Tu regrettes des biens qui ne te touchent plus

Je t'ai fait voir tes camarades,
Ou morts, ou mourants, ou malades.
Qu'est-ce que tout cela, qu'un avertissement ?

Allons, vieillard, et sans réplique.
Il n'importe à la république
Que tu fasses ton testament.

La mort avait raison. Je voudrais qu'à cet âge
On sortît de la vie ainsi que d'un banquet,

Remerciant son hôte, et qu'on fit son paquet ;
Car de combien peut-on retarder le voyage ?

Tu murmures, vieillard ; vois ces jeunes mourir,
Vois-les marcher, vois-les courir
A des morts, il est vrai, glorieuses et belles,
Mais sûres cependant, et quelquefois cruelles.
J'ai beau te le crier ; mon zèle est indiscret :
Le plus semblable aux morts meurt le plus à regret.

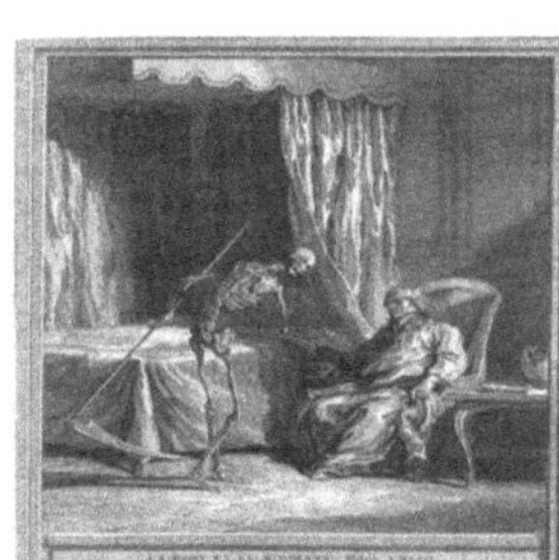

La Mort et le Mourant, illustration Oudry

Annexe 3 : La Fontaine : Livre 1 : Fable 15 : La Mort et le Malheureux

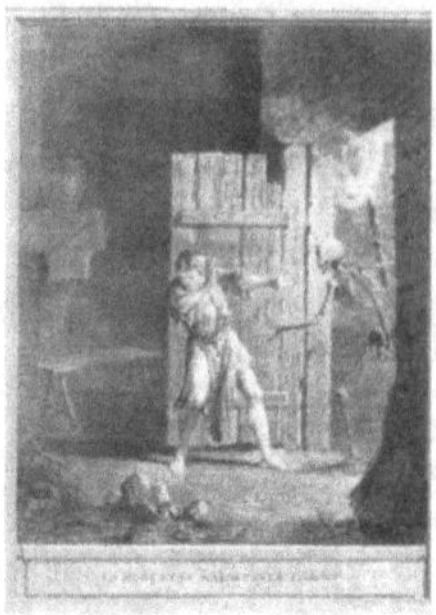

Un Malheureux appelait tous les jours
La mort à son secours;
Ô Mort, lui disait-il, que tu me sembles belle !
Viens vite, viens finir ma fortune cruelle.
La mort crut en venant, l'obliger en effet.
Elle frappe à sa porte, elle entre, elle se montre.
Que vois-je ! cria-t-il, ôtez-moi cet objet ;
Qu'il est hideux !
Que sa rencontre me cause d'horreur et d'effroi !
N'approche pas, ô Mort ; ô Mort, retire-toi.
Mécénas fut un galant homme :
Il a dit quelque part : Qu'on me rende impotent,
Cul-de-jatte, goutteux, manchot, pourvu qu'en somme
Je vive, c'est assez, je suis plus que content.
Ne viens jamais, ô Mort ; on t'en dit tout autant.

Jean de la FONTAINE

<u>Annexe 4</u> : La Fontaine : Livre 1 : Fable 16 : La Mort et le Bucheron

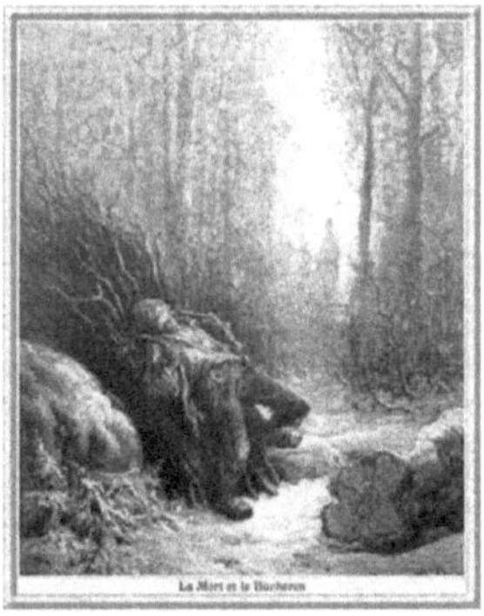

Un pauvre bûcheron, tout couvert de ramée,
Sous le faix du fagot aussi bien que des ans
Gémissant et courbé, marchait à pas pesants,
Et tâchait de gagner sa chaumine enfumée.
Enfin, n'en pouvant plus d'effort et de douleur,
Il met bas son fagot, il songe à son malheur.

Quel plaisir a-t-il eu depuis qu'il est au monde ?
En est-il un plus pauvre en la machine ronde ?
Point de pain quelquefois, et jamais de repos.
Sa femme, ses enfants, les soldats, les impôts,
Le créancier et la corvée
Lui font d'un malheureux la peinture achevée.

Il appelle la Mort ; elle vient sans tarder,
Lui demande ce qu'il faut faire.
C'est, dit-il, afin de m'aider
A recharger ce bois ; tu ne tarderas guère.
Le trépas vient tout guérir ;
Mais ne bougeons d'où nous sommes :
Plutôt souffrir que mourir,
C'est la devise des hommes.

Jean de la FONTAINE

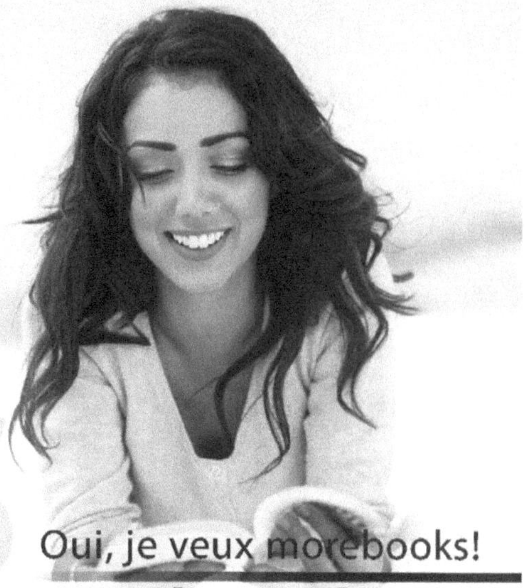

FSC
www.fsc.org
MIX
Papier | Fördert
gute Waldnutzung
FSC® C083411

Kolibri 360 GmbH
Ferdinand-Jühlke-Straße 7
99095 Erfurt, Deutschland
produktsicherheit@kolibri360.de

Druck:
CPI Druckdienstleistungen GmbH
im Auftrag der
Kolibri 360 GmbH
Ferdinand-Jühlke-Str. 7
99095 Erfurt